# DER ENTZÜNDUNGSBEGRIFF

VON

## Dr. BERNH. FISCHER

O. PROFESSOR DER ALLGEMEINEN PATHOLOGIE UND PATHOLOGISCHEN
ANATOMIE AN DER UNIVERSITÄT, DIREKTOR DES SENCKENBERGISCHEN
PATHOLOGISCHEN INSTITUTS ZU FRANKFURT AM MAIN

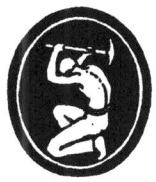

SPRINGER-VERLAG BERLIN HEIDELBERG GMBH · 1924

Alle Rechte, insbesondere das der Übersetzung in fremde Sprachen, vorbehalten.
ISBN 978-3-642-89682-8    ISBN 978-3-642-91539-0 (eBook)
DOI 10.1007/978-3-642-91539-0

Copyright 1924 by Springer-Verlag Berlin Heidelberg
Ursprünglich erschienen bei J. F. Bergmann, München 1924
Softcover reprint of the hardcover 1st edition 1924

Wenige Krankheitsbegriffe spielen bei Laien und Praktikern eine so große Rolle als der Begriff der Entzündung. Ist er doch auch einer der ältesten Begriffe der Pathologie, dessen Ursprung bis in die prähistorische Zeit reicht. Schon daraus ergibt sich das Primitive, Naive möchte ich sagen, seiner Grundlagen, er entspricht einer so häufigen und einfachen, unmittelbaren Beobachtung, daß auch viele Jahrhunderte wissenschaftlicher Medizin diesen Grundbegriff nicht wesentlich geändert und seine Geltung höchstens durch Wesenserkenntnis anderer Grundbegriffe der Pathologie schärfer begrenzt haben. Trotzdem ist wiederholt in alter und neuer Zeit von hervorragenden Pathologen (Andral 1829, Thoma, Ricker u. a.), ja selbst von klinischer Seite (Volhard) die wissenschaftliche Berechtigung des Entzündungsbegriffes bestritten, seine Beseitigung aus der wissenschaftlichen Pathologie ernstlich gefordert worden. Nach Ricker sind Begriff und Lehre der Entzündung aus der Pathologie zu streichen. Nun könnte ohne Zweifel der Begriff Entzündung — wie vielleicht auch mancher andere, und trotzdem brauchbare theoretische Begriff — theoretisch entbehrt werden. Man kann sicherlich eine vollständige allgemeine Pathologie schreiben ohne das Wort Entzündung anzuwenden (s. Thomas Allgemeine Pathologie). Alle Erscheinungen des Entzündungskomplexes lassen sich unter den Grundbegriffen der Kreislaufstörung, der Degeneration und Regeneration (manche würden noch hinzufügen der Reizung) abhandeln und verstehen und Ricker lehnt diesen Begriff deshalb mit aller Schärfe ab, weil er — wie die heutige Pathologie überhaupt — nur ein begrifflich unklares und logisch unbefriedigendes Durcheinander von kausaler Verknüpfung und teleologischer Wertung und Deutung sei. Ricker sieht auch im Entzündungsbegriff eine Mischung ganz verschiedener Vorgänge. Aber der Einwand trifft den Kern der Sache nicht: die Natur ist es, die hier verschiedene Vorgänge so häufig und so regelmäßig zu einem einheitlichen Komplex von Erscheinungen verbindet, daß sich jedem unbefangenen Beobachter gerade dieser Komplex von Erscheinungen als etwas Typisches, Gesetzmäßiges aufdrängen muß. Und schon die unbestreitbare und auch jedem Laien auffallende Tatsache der Regelmäßigkeit des Komplexes der Entzündungserscheinungen wird dafür sorgen, daß der Verzicht auf diesen Jahrtausende alten, also recht dauerhaften und sturmfesten Begriff der Entzündung ein Verzicht vom grünen Tisch ist und bleiben wird. Zudem fehlt es ja auch nicht an Stimmen diametral entgegengesetzter Richtung, die den Entzündungsbegriff zu den allerwichtigsten für die Erkennung der krankhaften Vorgänge des Körpers rechnen und in der Entzündung den sinnfälligsten Ausdruck aller Heilkräfte der Natur erblicken (Aug. Bier).

Zum mindesten würde sich der Entzündungsbegriff als praktische Notwendigkeit zur kurzen Bezeichnung komplexer Vorgänge herausstellen, denn man kann nicht immer gleich alle Bedingungen eines Vorganges (d. h. das Weltganze) analysieren. Ich habe früher in einer Kritik des Konditionalismus gezeigt, daß schon der Begriff der Kausalität ein subjektiver Beziehungsbegriff ist [1]) und eine — durchaus notwendige — „Wertung" der Bedingungen erfordert. Endlich hat aber auch die kausalmechanistische Naturwissenschaft keineswegs nur analytische sondern auch synthetische Aufgaben. Wir können nicht jedes Naturgeschehen immer nur von den Teilvorgängen aus betrachten, sondern müssen auch suchen, den Aufbau des Gesamtgeschehens aus den Teilvorgängen und ihre Einheit hieraus zu begreifen.

Selbst wenn wir nur die Regelmäßigkeit des Erscheinungskomplexes der Entzündungsvorgänge konstatieren könnten, so wäre schon die Aufdeckung dieser Gesetzmäßigkeit und ihrer Gründe eine Aufgabe der naturwissenschaftlichen Pathologie. Gelingt uns diese Aufdeckung nicht, so möchte ich darin eher einen Mangel unserer Kenntnis und Erkenntnis erblicken, als die Gesetzmäßigkeit selbst bestreiten. Darum erscheint es völlig gerechtfertigt, am Begriff der Entzündung festzuhalten.

Diese Aufgabe ist nun in sehr verschiedener Weise von ätiologischen, klinischen, morphologischen, finalen, vitalistischen oder rein naturwissenschaftlichen Gesichtspunkten aus in Angriff genommen worden. Man ist von den Merkmalen der Entzündung, den klinischen oder anatomischen Symptomen ausgegangen (Merkmalsdefinition) oder man suchte aus dem Entwicklungsgang der Pathogenese die Entzündung zu verstehen oder man hat nach dem Wesen der Entzündung gefragt (Aschoff) und hat dieses Wesen aus der funktionellen Bedeutung des Entzündungsvorganges erschlossen, wobei man sehr leicht zur Teleologie gelangt und das Wesen der Entzündung vom Zweckmäßigkeitsstandpunkte aus zu verstehen sucht: Bedeutung des „Standpunktes" für die Abgrenzung des Entzündungsbegriffes (Hering). In dem Streben nach der Bewertung der Entzündung kann man einfach die Entzündungsvorgänge nach den Ursachen und dem Erfolg beurteilen und so gelangt Aschoff zur Einteilung in einfache, traumatische und infektiös-toxische Entzündungen — Berücksichtigung der jeweiligen kausalen Erregungszustände — und unterscheidet nach dem Erfolg defensive (répugnative), reparative und restituierende Entzündungen.

Obwohl meines Erachtens eine funktionelle Betrachtung auch der pathologischen Vorgänge durchaus keine teleologische zu sein braucht — das muß besonders gegen Ricker betont werden — und obwohl ein Werturteil in der Biologie und Pathologie, wenn es nicht als Erklärung sondern nur zur anschaulichen Zusammenfassung der Erscheinungen und zur Problemstellung dient, durchaus erlaubt ist und nicht der mechanistischen Naturwissenschaft widerspricht [s. Pflügers teleologische Mechanik der lebenden Natur [2])], so muß ich mich doch durchaus der Kritik des rein teleologischen Aschoffschen Entzündungsbegriffes anschließen, die von Lubarsch und besonders von Jores gegeben worden ist.

Wir brauchen einen Entzündungsbegriff mit objektivem Inhalt. Die Wesensbestimmung eines Vorganges nach seinen Leistungen muß immer subjektiv sein, besonders wenn wie bei Aschoff auch noch jede einzelne Teilleistung teleologisch beurteilt und gewertet werden muß. Jores weist meines Erachtens überzeugend nach, daß der Aschoffsche Entzündungsbegriff nur dadurch zustande kommt, daß an Stelle des zu bildenden Begriffes ein anderer allgemeiner, abstrakter Begriff eingeschoben wird, in unserem Falle für die Entzündung

---

[1]) Der Begriff der Krankheitsursache. Münch. med. Wochenschr. 1919. 35. S. 985.
[2]) Bonn 1877.

der allgemeine Begriff der Abwehr, defensio [1]). „Man kann nicht behaupten, daß diese Art von Begriffen etwas Unrichtiges, Widerlegbares enthalten — nur sind sie der gewöhnlichen Begriffsbildung an Wert für die naturwissenschaftliche Forschung weit unterlegen". Diese letztere Begriffsbildung dagegen baut sich nur auf Sinneswahrnehmung und Erfahrung auf, d. h. „unter den an einem Ding wahrnehmbaren Eigenschaften werden einige als nicht wesentlich ausgeschaltet, andere als wesentlich erkannt." Diese machen zusammen den Begriff aus. „Wir dürfen uns nur auf denjenigen Entzündungsbegriff stützen, der aus der Auslese der bei Entzündungsprozessen zu beobachtenden einzelnen Erscheinungen erwächst" (Jores).

Aus dem Gesagten ergibt sich von selbst, daß die Aufgabe einer Definition des Entzündungsbegriffes einfach darin liegen muß, das Typische, Wesentliche, Gemeinsame der Erscheinungen aus der Beobachtung der einzelnen Entzündungen herauszugreifen und festzulegen. Hier wird eine Einigkeit und Einigung in der Begriffsfestlegung — von der wir heute, wie in den zahlreichen Diskussionen der jüngsten Zeit wiederholt betont wurde — angeblich weit entfernt sind — nur durch Übereinkommen erzielt werden, denn die Naturerscheinungen zeigen nirgends scharfe Begrenzung und es kann wirklich nicht exakt bewiesen werden, welche Vorgänge noch zur Entzündung zu rechnen sind, welche nicht, zumal ja der Begriff eine Abstraktion aus zahlreichen Einzelbeobachtungen darstellt. Einigungen und Übereinkommen sind aber unter Gelehrten nicht zu erzielen und so erscheint die Aufgabe unlösbar.

Trotzdem müßte die Lösung aus praktischen und didaktischen Gründen versucht werden, denn es würde ein großer Vorteil für die ganze wissenschaftliche Krankheitslehre sein, wenn wenigstens von der großen Mehrzahl der Forscher und Lehrer eine einheitliche Festlegung des Entzündungsbegriffes — zum mindesten in den Grundlinien — angenommen würde.

Heute aber haben wir mehr Veranlassung als je, eine klare und eindeutige Definition des Entzündungsbegriffes herauszuarbeiten, da gerade die letzten Jahre uns zahlreiche neue und wesentliche Aufklärungen über die entzündlichen Reaktionen gebracht haben. Wir werden sehen, daß es heute nicht mehr nötig ist, die Entzündung, wie es noch Virchow wollte, nur als einen klinischen Begriff, einen rein klinischen Symptomenkomplex aufzufassen, wir können diesen Begriff heute meines Erachtens auch anatomisch-physiologisch begrenzen und mit wissenschaftlichem Inhalt erfüllen.

Wollen wir dies versuchen, so haben wir zunächst die Aufgabe, das Wesentliche aus dem Komplex der Erscheinungen herauszulösen und das für den Entzündungsvorgang Nebensächliche, Akzidentelle, wenn auch vielleicht sehr häufig damit Verbundene davon abzutrennen. Dadurch allein kann der Begriff ein wissenschaftlich klarer und prägnanter, in Forschung und Lehre, also auch didaktisch, fruchtbarer werden.

In erster Linie müssen wir hier betonen, daß die Entzündung, wie schon Virchow ausführte, stets ein lokaler Lebensvorgang ist, besser ein lokaler Komplex von Lebensvorgängen. Niemals kann sich der Gesamtkörper „entzünden". Ich halte es deshalb für völlig verfehlt, auch Allgemeinreaktionen des Organismus, die ja sehr häufig mit Entzündungen, insbesondere den infektiösen einhergehen, zum Begriff der Entzündung zu rechnen.

---

[1]) Noch radikaler ist Gräff, der den Begriff der Entzündung ganz aus der Sprache der Medizin streichen und dafür den allgemeineren Begriff der Defensio einführen will.

Marchand hat bereits klar auseinandergesetzt, daß eine „allgemeine entzündliche Hyperämie ein Unding" ist, daß es eine „Entzündung des Blutes (Hämitis nach Piorry), gegen die schon Virchow kämpfte, und eine „entzündliche Diathese" nicht gibt. Es diskreditiert meines Erachtens jeden Entzündungsbegriff, ja macht ihn unmöglich, wenn man die Allgemeinreaktionen des Organismus (Fieber, Leukozytose, Antikörperbildung) mit Aschoff als „allgemeine defensive Entzündung des Körpers" bezeichnet. So zerstört die reine Teleologie die Logik und Klarheit der mechanistischen Grundbegriffe.

Tritt ein Antigen ins Blut, so entsteht Fieber, so entsteht Antikörperbildung, Knochenmarksreizung usw., ganz gleichgültig, ob ein Entzündungsherd vorliegt oder nicht. Wir haben heute schon genügend tatsächliche Unterlagen dafür, daß die mit der Entzündung so häufig verbundenen Allgemeinerscheinungen nur die Folge einer direkten Einwirkung auf den Gesamtorganismus sind. Erzeugen wir durch ein chemisches Gift eine ausschließlich lokale Gewebsschädigung — bei Bakterien ist das schon durch die Toxinresorption nicht möglich — so bleiben gröbere klinische Allgemeinerscheinungen aus. So fehlt bei den im Kriege oft beobachteten Selbstverstümmelungen, künstlich erzeugten „Phlegmonen" durch Injektion von Petroleum jede Allgemeinreaktion, insbesondere Fieber (Waldstein); es handelt sich um Gewebsnekrosen mit geringer sekundärer Eiterung. Noch deutlicher ist das bei der Reaktion auf größere blande Fremdkörper, bei der Organisation von anämischen Infarkten oder Thromben. Besonders beweisend sind aber die Versuche von Levaditi und Rona, die durch Injektion von Typhusvakzine eine lokale Reaktion hervorriefen und durch Exzision und Untersuchung der entzündeten Hautstelle nachweisen, daß ein Teil des injizierten Antigens schon nach ganz kurzer Zeit die Injektionsstelle verläßt, in die Zirkulation übertritt und hier die Agglutininproduktion veranlaßt, während der Rest am Injektionsort fixiert bleibt und hier sogar durch Entzündung und Ödem (nach Annahme der Autoren) die Antikörperbildung gehemmt bleibt. Das wichtigste aber ist, daß die Agglutininbildung im Gesamtkörper selbst durch frühzeitige Exzision der Injektionsstelle in keiner Weise beeinflußt wird. Die Allgemeinreaktion ist also völlig unabhängig von der lokalen Gewebsreaktion, von der Entzündung.

Es ist aber ohne weiteres anzunehmen, daß bei den meisten Entzündungen (bei allen?) auch Allgemeinreaktionen im Lauf der entzündlichen Reaktion auftreten müssen, da die entstehende lokale Stoffwechselstörung eben sehr leicht den Gesamtkörper beeinflussen wird, da ferner außerordentlich leicht — bei Infektionen regelmäßig — die entzündungserregende Noxe nicht allein lokal das Gewebe schädigt, sondern auch in den Kreislauf gelangt und so Reaktionen des Gesamtkörpers auslösen muß. Toxine und flüssige chemische Gifte, Terpentinöl, z. B., überhaupt alle resorbierbaren Substanzen werden so ins Blut gelangen, also außer der lokalen auch Allgemeinreaktionen auslösen müssen. Kok hat in experimentellen Untersuchungen an Verbrennungen festgestellt, daß ein Einfluß des Entzündungsherdes auf das Blut (Änderung des Sedimentvolumens und der Sedimentierungsgeschwindigkeit der roten Blutkörperchen) erst nach einer Latenzzeit von mindestens 12 Stunden auftritt und daß sich die Blutveränderung erst einstellt, nachdem sich die eng an die vollentwickelte Entzündung gebundenen lokalen Störungen des Stoffwechsels eingestellt haben, deren Produkte also auf den Gesamtkörper einwirken.

Löhr hat im Anschluß an Frisch und Starlinger festgestellt, daß intramuskuläre Injektionen von Tuberkulin, Milch, Serum schon nach 2 Stunden eine erhebliche Vermehrung des Fibrinogens im Plasma und Beschleunigung der Blutkörperchen — Senkungsgeschwindigkeit hervorrufen; nicht eiweißartige Stoffe tun dasselbe in etwas längerer Zeit. Sie unterscheiden sich also von Eiweißkörpern nur durch zeitlich spätere Wirkung „da sie erst sekundär infolge parenteralen Abbaus arteigenen Eiweißes reizfähige Spaltprodukte bilden müssen". Also: Die Allgemeinreaktion — sie mag noch so häufig mit der Entzündung verknüpft sein — tritt erst ein, wenn vom lokalen Herd aus, primär oder sekundär, Stoffe in den Gesamtkreislauf eintreten und so neue — und andersartige — Reaktionen am Gesamtorganismus auftreten, die deshalb klar von dem eigentlichen Entzündungskomplex abzugrenzen sind. Es liegen hier zwei nach ganz verschiedenen Gesetzen nebeneinanderlaufende Prozesse vor. Lawrow und Rubinstein haben gezeigt, daß selbst unlösliche Substanzen (Hefe, geronnenes Eiweiß, Kohle, Kaolin, Talk, Metallstaub u. a.) wenn sie in feinster Verteilung injiziert werden, von Leukozyten aufgenommen und von diesen in den Kreislauf und die inneren Organe transportiert werden, was wir ja von den Staubinhalationen schon seit langer Zeit wissen. Karsner und Swanbeck zeigten im Tierversuch, daß sich auch die Endothelzellen im großen Umfange am Abtransport solchen Materials in das Körperinnere beteiligen. Also auch auf diesem Wege können Wirkungen auf den Gesamtorganismus ausgeübt, Allgemeinreaktionen ausgelöst werden. Wenn bei Terpentininjektionen (Terpentinabszeß) der Fibringehalt des Plasmas sich verdoppelt, wenn die Gewebsschädigung den stärksten Anreiz zur Fibrinogenbildung darstellt (Foster und Whipple), so sind das keine direkten Folgen der Entzündung, sondern Folge der Resorption von Terpentin, bzw. von Autolysaten abgestorbener Zellen in den Gesamtkreislauf.

Trotzdem können natürlich — wie bei allen Lebensvorgängen — mathematisch scharfe Grenzen zwischen lokaler und allgemeiner Reaktion des Körpers in jedem Einzelfalle von Entzündung nicht gezogen werden. Da z. B. bei jeder Entzündung (unter den gewöhnlichen Verhältnissen beim Menschen) nervöse Reflexmechanismen in Tätigkeit treten, so können selbstverständlich mit zunehmender Heftigkeit des Reizes immer höhere Reflexe und schließlich weite Gebiete des Nervensystems in Erregung versetzt werden — aber hiervon alle lokalen Entzündungserscheinungen ableiten zu wollen (E. F. Müller), scheitert schon an der Tatsache, daß eben auch alle entzündlichen Reaktionen ohne wesentliche Veränderung ablaufen können bei voller lokaler Ausschaltung des Nervensystems (s. später, Groll). Also auch hier können und müssen wir trennen zwischen den lokalen, d. h. entzündlichen und den allgemeinen Reaktionen des Körpers. Zusammenfassend können wir folgendes sagen: Jede Schädigung des Körpers äußert sich in Erkrankungen der Zellen und Gewebe — bis zum Absterben derselben. Auf alle solche Schädigungen stellen sich Reaktionen des lebendigen Organismus ein: auf die lokalen Gewebsschädigungen lokale Reaktionen, die wir unter dem Begriff der Entzündung zusammenfassen, auf die allgemeine Gewebsschädigung allgemeine Reaktionen (Fieber, Antikörperbildung, Reaktionen der Gemeinschaftsorgane: Blut und Nervensystem usw.) Alle diese Reaktionen können unter dem Begriff der „Abwehrreaktionen" zusammengefaßt werden, solange wir hierin nur eine Ordnungshilfe für unser Denken und Darstellen, nicht eine Erklärung der Tatsachen erblicken. Die allermeisten, auch lokalen Gewebsschädigungen gehen mit lokalen und allgemeinen Reaktionen gleichzeitig einher. Da die allgemeinen Reaktionen aber immer auch eine primäre Einwirkung auf den Gesamtorganismus voraussetzen, so haben wir nicht nur der besseren Übersicht wegen, sondern auch nach dem Wesen der Erscheinungen das Recht, die lokalen Reaktionen, d. h. die Entzündung von den allgemeinen Reaktionen abzutrennen.

Im Gegensatz zu Ribbert und Aschoff können wir also die allgemeinen Reaktionen des Körpers auf eine lokale Gewebsschädigung nicht zu den wesentlichen Entzündungserscheinungen rechnen. Denn 1. verlaufen manche Entzündungen ohne solche Allgemeinreaktionen (Fieber, Leukozytose, vermehrte Antikörperbildung usw.), 2. hängen dieselben nicht von der lokalen Schädigung ab, sondern vom Übertreten schädlicher Substanzen in den Kreislauf, d. h. also von einer Allgemeinschädigung und 3. endlich unterscheiden sich solche Allgemeinreaktionen bei lokalen Entzündungen in gar nichts von solchen bei andersartigen Allgemeinschädigungen. Als rein akzidentelle sind deshalb die Allgemeinreaktionen des Körpers vom Wesen der Entzündung zu trennen und müssen in der begrifflichen Festlegung der Entzündung übergangen werden.

Auch die Beziehung der Entzündung zum Ganzen des Körpers überhaupt können wir nicht als wesentlich für den Begriff anerkennen. Dietrich hat im Anschluß an Driesch die Entzündung als „ganzheitsbezogen" bezeichnet. Das ist sie nicht, jedenfalls nicht mehr, als jeder Lebensvorgang ganzheitsbezogen ist. Ich halte es aber für völlig verfehlt, teleologische und gar vitalistische Thesen in den Entzündungsbegriff hineinzusetzen — dann schwindet jede Möglichkeit einer Verständigung über diesen Begriff überhaupt. Dann kann man auch mit Reinke die Entzündung als ein „Erlebnis" definieren und sich mit einem Wort unter Verzicht auf jede Erkenntnis zufrieden geben. Den Kampf zwischen Mechanismus und Vitalismus mag man von diesem schon genug umstrittenen Gebiet fernhalten, zumal wir dadurch nicht einen Schritt weiterkommen.

Vor der weiteren Erörterung müssen wir feststellen, welche Merkmale, welche gemeinsamen Erscheinungen bei allen Entzündungen — wenn auch in verschiedener Ausbildung und Stärke — auftreten. Auf diese Frage antworten wir mit Marchand: „Immer gehören dazu charakteristische Zirkulationsänderungen, Hyperämie, wenn auch oft nur ganz minimale, Exsudation und Bildung von gerinnbarem flüssigem Material, Emigration von farblosen Blutkörperchen, Neubildung von Gewebszellen." Ich glaube, daß die Zugehörigkeit dieser Merkmale zur Entzündung heute nicht mehr bestritten wird. Wir dürfen deshalb auf eine Begründung im einzelnen wohl verzichten.

Fragen wir uns nun, wodurch dieser lokale Komplex von Lebensvorgängen, die Entzündung entsteht, so hat man darauf vielfach mit einem ganz allgemeinen, auf jede einzelne Entzündungsursache wieder anwendbaren Grundbegriff geantwortet: Jede Entzündung entsteht durch örtlichen Reiz, durch örtliche Reizung. Aber mit einer solchen Formulierung wird wieder ein ganz allgemeiner, zu allgemeiner und ebenfalls umstrittener Grundbegriff in den Begriff der Entzündung hineingebracht, ohne Notwendigkeit und ohne Vorteil, ja eine solche Formulierung führt sogar zu direkt falschen Schlüssen. Der Reizbegriff, das ist meines Erachtens sein einziger Vorteil, ist untrennbar mit dem Begriff des Lebendigen verknüpft und sagt weiter nichts, als daß ein Mechanismus des Lebendigen in Aktion gesetzt wird — durch irgendwelche Änderung der Bedingungen. Der „Reiz" ist ein zusammenfassendes bequemes Wort, mehr nicht. „So lernen heute die Studenten, daß der Muskel, der Nerv, die Retina, die Drüsen elektrisch, thermisch, mechanisch und chemisch „reizbar" seien. Was aber bei der elektrischen, mechanischen, thermischen Reizung im Muskel und der Retina vorgeht, wurde bis auf die neueste Zeit nicht untersucht, obwohl das gerade die wesentlichste Aufgabe der Physiologie ist. Auch die Entwicklungserregung des Eies durch ein Spermatozoon oder durch chemische Eingriffe hat man als eine „Reizung" des Eies bezeichnet. Man muß sich hüten zu glauben, daß mit dieser Bezeichnung etwas gewonnen sei. Die wesentliche Aufgabe bleibt damit unberührt, nämlich den chemischen Charakter des Befruchtungsvorganges zu erforschen" (J. Loeb).

J. Loeb und Uhlenhuth haben daher den Reizbegriff ganz aus der Biologie streichen wollen. Auch hier hat Marchand klar ausgeführt, daß es bis heute noch keine physikalisch-chemische Erklärung des Wesens der Nervenreizung wie der Protoplasmatätigkeit, deren Eigenschaften wir unter dem Begriffe der Reizbarkeit zusammenfassen, gibt. Wir werden daher die Begriffe Reiz und Reizbarkeit lediglich als abkürzende Begleichungen für komplexe Vorgänge nicht entbehren können, aber wir werden uns hüten müssen, mit diesen Begriffen irgend etwas erklären zu wollen. Dasselbe gilt für die Pathologie. Es ist bequemer und kürzer, für die Änderungen der verschiedensten Bedingungen und Einflüsse der verschiedensten Art das Wort „Reiz" zu setzen — ohne daß dadurch etwas erklärt oder verstanden wäre.

Alles und jedes kann also als Reiz auftreten. Alles und jedes kann aber keineswegs eine Entzündung hervorrufen, und Reize, selbst starke Reize können einfach zu erhöhter Lebenstätigkeit führen, das ist noch keine Entzündung. Selbst die — bessere — Beschränkung auf die nicht gewebsspezifischen Reize (Staemmler) genügt nicht, denn je nach den Umständen können alle Einwirkungen Entzündungen hervorrufen, auch gewebsspezifische Reize, wenn sie in zu großer Stärke oder wenn sie selbst in ganz normaler Quantität, aber bei Allergie auftreten. Staemmler sucht das zwar zu umgehen, indem er erklärt, daß ein spezifischer Reiz (z. B. Sonnenstrahlen) unspezifisch ist, wenn er zu stark ist, aber damit verliert seine Deduktion jede grundsätzliche Bedeutung, die ihr nur zukäme, wenn sich qualitative Unterschiede zwischen den Reizen, die Entzündung und denen, die Funktionen auslösen, nachweisen ließen. Die Qualität des Reizes (d. h. einer äußeren Einwirkung) kann aber auch gar nicht die Determinationsursache für die Leistung einer pathologischen Funktion sein, denn es können auch bei dem pathologischen Vorgang der Entzündung nur solche Kräfte ausgelöst werden, die a priori in Zellen und Geweben vorhanden sind. „Es gibt demnach keine Entzündungsreize" (Jores). Außerdem aber, und das scheint mir unbestreitbar und für uns hier ausschlaggebend, können wir den Reizbegriff bei der Festlegung des Wesens und Begriffes der Entzündung überhaupt völlig entbehren.

Wir mögen nämlich eine Entzündung betrachten, welche wir wollen, stets läßt sich nachweisen und in den meisten Fällen leicht nachweisen, daß jede Entzündung die Folge einer lokalen Gewebsschädigung ist. Alle Einwirkungen, welcher Art sie auch sein mögen, führen erst dann den Komplex der entzündlichen Erscheinungen herbei, wenn sie das Gewebe, die Gewebszellen in irgendeiner (leichten oder schweren) Weise geschädigt haben. Der einzige Unterschied des entzündungserregenden pathologischen Reizes gegenüber dem physiologischen gewebsspezifischen Reiz liegt darin, daß der erstere zur Gewebsschädigung führt.

Weigert hat schon 1874 aus seinen bekannten Untersuchungen über die Entstehung der Pockenpustel den Schluß gezogen, daß jeder Entzündung ein durch Nekrose entstandener Gewebsdefekt zugrunde liegt. Landerer hat 1884 erklärt, Entzündungsreize sind solche, die die Gewebe trennen, zerstören oder in ihnen eine noch ausgleichbare Beeinträchtigung ihrer Lebenstätigkeit bewirken. E. Neumann hat dann 1889 mit voller Schärfe jede Entzündung auf eine primäre Gewebsnekrose, in vielen Fällen eine „Mikronekrose" zurückgeführt und an vielen Beispielen, für die bakteriellen Entzündungen sowohl wie für die toxischen (Chrom, Alkohol, Phosphor, Gicht), den Beweis dafür erbracht.

Ein und derselbe Reiz kann, wie besonders Aug. Bier betont hat, je nach der Stärke des Reizes und je nach dem Reizbarkeitszustande des Gewebes (Allergie) erhöhte Tätigkeit des Gewebes, Lähmung, Entzündung oder Tod zur Folge haben. Entzündung aber entsteht erst, wenn die Zellen durch den Reiz geschädigt werden.

Nun hat Ricker hiergegen eingewandt, daß wir eine Schädigung des Gewebes nicht objektiv feststellen können, daß diese Feststellung ein „Werturteil" sei, das in der exakten mechanistischen Naturwissenschaft streng vermieden werden muß. In diesem Sinne wäre jedes Urteil über die Funktion und über die Folgen eines Lebensvorganges ein Werturteil und daher zu vermeiden, wie ja Ricker auch folgerichtig die Beseitigung des Lebensbegriffes aus der Biologie fordert. Wollten wir so vorgehen, so würde jede ordnende Übersicht über eine endlose Menge von Tatsachen, ja jede kausale Verknüpfung unserer Beobachtungen unmöglich werden. Gewiß kann einmal unser Urteil, daß eine Zellveränderung eine Schädigung bedeute, irrtümlich sein, aber diese Möglichkeit trifft jedes unserer Urteile, jede unserer Beobachtungen. Deshalb können wir doch auf solche Urteile in der Analyse der krankhaften Erscheinungen nicht verzichten, sondern haben nur die Aufgabe, immer sicherere Grundlagen für unsere Beobachtungen und die Folgerungen daraus zu schaffen. Wenn durch irgendeine Einwirkung eine Zelle abgetötet oder so verändert wird, daß sie erfahrungsgemäß nach bestimmter Zeit zugrunde geht, so nennen wir das eine Schädigung der Zelle und es ist fruchtlos, die Berechtigung eines solchen Urteils anzuzweifeln.

Tatsächlich können wir nun heute mit einer sehr viel größeren Regelmäßigkeit und Genauigkeit als früher den Nachweis der primären Gewebsschädigung bei allen entzündlichen Vorgängen erbringen, auch in einer ganz anderen einwandfreieren Weise als noch vor wenigen Jahren, geschweige denn zur Zeit Neumanns. Eden hat überzeugend dargetan, daß jede Entzündung, gleichgültig welcher Ätiologie durch Kolloidänderungen der Gewebe, Zellen und Gewebssäfte, d. h. also durch eine exakt nachweisbare chemisch-physikalische Gewebsschädigung eingeleitet wird. Daher können schon hyper- und hypotonische Lösungen, die eben auf den Kolloidzustand des Gewebes einwirken, entzündliche Reaktionen auslösen und Gräff zeigte, daß gerade die Änderung der H-Ionenkonzentration im Gewebe die Bewegung der Leukozyten beherrscht. Die kolloidchemische Schädigung der Gefäßwand ist nach Schade die direkte Ursache ihrer erhöhten Durchlässigkeit für Eiweiß, die Erhöhung des osmotischen Druckes Hauptursache für das entzündliche Ödem. Hauberrisser hat experimentell erwiesen, daß schon eine Stunde nach einer Verbrennung das entzündliche Gewebe deutliche Veränderungen der Gewebsquellbarkeit erkennen läßt. v. Gaza weist nach, daß die Zellen entzündeter Gewebe aufgelockert, wasserreicher sind, durchlässigere Zellmembranen besitzen. Der Charakter der Schädigung ergibt sich aber ohne weiteres daraus, daß diese „molekulare Imbibition" (Hofmeister), Quellung der Strukturelemente zur Auflösung der Zellen überleitet (v. Gaza). Geßler schließt aus seinen experimentellen Untersuchungen, daß weder Gefäßreizung noch Nervenreizung Ursache der Entzündung ist, sondern „daß zur Entstehung einer Entzündung eine Gewebsschädigung, ja man wird wohl sagen dürfen, eine wenn auch geringe Gewebszerstörung nötig ist." Auf diesem Wege kann man nach Geßler sogar die lokale vasomotorische Reaktion ganz scharf von der Entzündung trennen und „sagen, daß statt dieser Gefäßreaktion eine Entzündung eintritt, sobald ein Reiz eine derartige Intensität erreicht, daß er ein Gewebe zerstört." Bei Infektionen dürfte hieran kein Zweifel sein; wie minimal die Giftmengen sind, die hier zur Gewebsschädigung und Entzündung führen, zeigt ja das von Ehrlich und Marx ausgearbeitete Verfahren zur Bestimmung der Diphtherieantitoxinmenge: die lokale Gewebsschädigung und damit das entzündliche Ödem durch das Toxin wird durch das Antitoxin verhindert (s. auch Schiller 1915). Aber auch bei allen anderen entzündungserregenden Schädlichkeiten läßt sich die Gewebsschädigung nachweisen. Nach Dold kann man durch zahlreiche Substanzen, art- und selbst körpereigene sterile Organauszüge, Sekrete und Blut, Eiweißlösungen, Peptone und selbst destilliertes Wasser lokale Entzündungen hervorrufen. Diese „sterile traumatische Entzündung" ist nach Dold die Folge des durch die Gewebsschädigung aus seinen Kanälen austretenden leukotaktischen Gewebssaftes. Das sterile destillierte Wasser bringt dabei durch osmotische Störungen die Zellen zum Platzen und die Folge ist die entzündliche Reaktion. Rößle und Gerlach haben gezeigt, daß am sensibilisierten Tier nach Applikation des Antigens eine sehr heftige Entzündung auftritt. Hier ließ sich schwerste Gewebsschädigung: stärkste Bindegewebsquellung und Schädigung der Gefäßwände bis zur völligen Nekrose nachweisen. Auch physiologische Reize bewirken Entzündung erst dann, wenn ihre abnorme Stärke das Gewebe schädigt. Bei traumatischer Schädigung des Gewebes entstehen weiterhin direkte Gewebsgifte aus den zertrümmerten Zellen wie die Kapillargifte Histamin (Dale) und Vasodilatin (Popielski) — kurz die Annahme der primären Gewebsschädigung bei der Entzündung ist keine Hypothese mehr.

Oft sind es also direkte Zerstörungen von Zellen und Geweben, die die Entzündung einleiten. Nicht immer wird dieser Nachweis leicht und ohne weiteres zu führen sein. Es wäre verständlich, wenn wir durch die Schwierigkeiten des Nachweises gezwungen wären, für manche Formen leichter Entzündung, z. B. durch Lichtwirkung die primäre Gewebsschädigung nur nach einem Analogieschluß anzunehmen. Jores hat gerade an der Entzündung durch Lichtwirkung bereits überzeugend nachgewiesen, daß hier die direkte wechselseitige Beeinflussung von Entzündungsvorgang und exogener Schädlichkeit, wie Aschoffs Lehre es verlangt, völlig unmöglich ist. Nach Aschoff sollen die strahlenden Energien noch „nachwirken". Aber sie sind ja bei Eintritt der Entzündung gar nicht mehr vorhanden. Primär ist hier nur die Gewebsschädigung da und auf diese erfolgt die entzündliche Reaktion, ebenso wie bei radiumbestrahlten Eiern die Schädigung des Chromatins erst nach einer Reihe von Zellteilungen zum Vorschein kommt. Das müßte dann auch als eine Reaktion gegen das Radium selbst aufgefaßt werden. „Wir haben, sagt Jores, für die Radium- und Röntgenstrahlen nicht den geringsten Anhalt dafür, daß sie nach Wegfall der Quelle ihrer Entstehung noch bestehen; aber von Wärme und Radium bzw. Röntgenstrahlen wissen wir, daß sie gewebsschädigend wirken." Auch bei Einwirkung nicht zu hoher Hitzegrade tritt die Entzündung erst nach Stunden ein. Soll so lange „nach Einwirkung der Hitze diese noch in dem Kaninchenohr vorhanden sein, die dann durch die Entzündung repugnatorisch beseitigt wird?" (Jores)

In Wirklichkeit sind wir aber heute selbst auf diesem zunächst so schwierig erscheinenden Gebiet schon weiter und können die primäre Gewebsschädigung durch Lichtwirkung durch einwandfreie Befunde beweisen. Bei der Entzündung durch Licht- und Röntgenstrahlen lassen sich als primäre Folgen der Bestrahlung nachweisen: Veränderung der kolloidalen Zwischenzellsubstanz, Schädigung der Blutgefäßendothelien mit Ödem und fibrinöser Exsudatbildung, Schädigung der Fibroblasten (Maximoff 1923). Bei der so einfachen akuten Entzündung der Bildung einer Hautquaddel durch die verschiedensten Ursachen hat Ebbecke 1923 die Schädigung der Epidermisepithelien, ihre Durchlässigkeitssteigerung mit Ödem der Papillarschicht und der Interepitheliallücken nachgewiesen.

Ebbecke zeigte, „daß auf mechanischen und galvanischen Reiz schon in den ersten Sekunden! nach der Reizung die Epithelzellen der Epidermis eine Durchlässigkeitssteigerung erfahren." Diese Permeabilitätssteigerung „geht dem Auftreten der Rötung und erst recht der Quaddelbildung deutlich voraus, sie ist das Primäre". Also bei dieser einfachsten und leichtesten Entzündungsform, der Quaddelbildung auf mechanischen Reiz, ist die primäre Gewebsschädigung heute schon exakt nachzuweisen. Ebbecke führt die Quaddelbildung auf verstärkte Durchlässigkeit der Zellmembranen infolge „lokaler Toxämie" zurück. Der primäre Zellzerfall und Gewebsabbau ist nach Kuczinski (1923) die Ursache der Leukozytose und positiv chemotaktisch sind nach E. P. Wolf (1921 und 1923) gerade diejenigen chemischen Substanzen, die zugleich am schnellsten und heftigsten Entzündungen hervorrufen.

W. Heubner hat für solche Zustände der lebendigen Substanz, die zwischen der äußeren Einwirkung und ihrem endgültigen Ergebnis liegen, den Namen Pathobiose vorgeschlagen. „Pathobiotisch", schreibt er, „ist also z. B. die Entzündung, die nach Fortfall des entzündlichen Agens, Hitze, Sonnenstrahlen od. dgl. weiterschreitet oder erst beginnt; daß es auch toxische Pathobiose gibt, also Giftwirkungen, die nach Beseitigung des Giftes bestehen bleiben, zunehmen oder gar erst in Erscheinungen treten, hat absolut einwandfrei das Studium der Kampfgase, besonders des Phosgens gelehrt, das äußerst rasch vom Gewebe in unwirksame Produkte verwandelt wird." Trotzdem sehen wir auch hier — also nach Beseitigung des Giftes — schwerste entzündliche Ödeme und Pneumonie, also entzündliche Reaktionen heftigster Art auftreten, obwohl die Schädlichkeit längst zerstört, eine Reaktion gegen dieselbe gar nicht mehr möglich ist. Folgerichtig müßte Aschoff diese Reaktionen aus den Entzündungen streichen, da sich der Körper, wie Aschoff schreibt, gegen eigne Zerfallsprodukte „nicht zu verteidigen hat".

Ricker faßt die Entzündung als reine, durch Nervenreizung erzeugte Kreislaufstörung auf. Nun entstehen aber auch Entzündungen durch lokale Hitz- und Kälteeinwirkungen. Für die Entzündung durch Kälte ist die primäre Gewebsschädigung (schwere Veränderungen der Epidermis, des Gefäßendothels und der glatten Gefäßmuskulatur) histologisch von Fürst und Ribbert, sowie Rischpler, kolloidchemisch von Schade und Nägelsbach nachgewiesen.

Nach Ricker soll durch die Hitze bei Verbrennungen Stase entstehen und diese soll dann Nekrose herbeiführen. In Wirklichkeit läßt sich auch bei leichter Verbrennung die primäre Gewebsschädigung, insbesondere die direkte Schädigung der Gefäßwand sogar histologisch nachweisen. Vor allem hat aber neuerdings Geßler an ausgeschnittenen Hautstücken gezeigt, daß bei Erwärmung bis auf 40—48° der Sauerstoffverbrauch bis auf das Doppelte steigt (Stoffwechselsteigerung), um bei weiterer Erwärmung zu sinken und bei 52° aufzuhören: Gewebstod. Vergleicht man dies mit der Entzündung durch Hitzeeinwirkung am Kaninchenohr, so ergibt sich, daß bei 52° die ersten geringen, bei 54° deutliche Entzündungserscheinungen auftreten. Also: derselbe Reiz erzeugt zunächst Steigerung der Funktion und Gewebsatmung, sobald er zu stark wird, schädigt er beides und genau an dem Punkt, wo er das Gewebe stark — bis zum Absterben — schädigt, beginnt die Entzündung. Exakter kann die Beziehung zwischen Gewebsschädigung und Entzündung wohl kaum mehr aufgeklärt werden.

Gerade diese Feststellungen zeigen auch klar und scharf, daß nicht die Art des „Reizes" das Wesentliche ist, daß also auch die Reaktion des Organismus gar nicht direkt gegen den „Reiz" gerichtet sein kann. Bei der Einwirkung äußerer Faktoren auf die lebendige Substanz können wir drei Möglichkeiten unterscheiden:

1. Die Veränderung der äußeren Bedingungen zeigt überhaupt keinerlei Einwirkung auf Zelle und Organismus, keinerlei Beziehung zur lebendigen Struktur, weder funktionsfördernde noch schädigende. Diese Faktoren scheiden also für uns aus.

2. Der äußere Faktor wirkt nur zellschädigend, selbst in der geringsten Konzentration. Es ist heute durch eine Reihe von Untersuchungen (Heubner, Süpfle, P. Hofmann, Seiffert) erwiesen, daß das Arndt-Schultzsche Reizgesetz keine absolute Gültigkeit besitzt und daß es chemische Substanzen z. B. gibt, die in jeder Konzentration die lebendige Substanz nur schädigen, nie erregen, nie zu gesteigerter Tätigkeit bringen. Hier kann also überhaupt keine Leistungssteigerung, Entzündung direkt durch die Schädlichkeit hervorgerufen werden, hier kann die Entzündung — ebenso wie bei der Lichtentzündung — nur die Reaktion auf die Gewebsschädigung sein.

3. Die dritte, am häufigsten realisierte Möglichkeit liegt vor, wenn die Wirkung des äußeren Faktors dem Arndt-Schulzschen biologischen Reizgesetz folgt, d. h. also in schwacher Konzentration die Tätigkeit der lebendigen Substanz steigert, erregt, in stärkerer lähmt, schädigt, in ganz starker Konzentration abtötet. Hier hängt die Wirkung ganz von der Stärke des Reizes ab, während seine Qualität alle nur denkbaren Unterschiede aufweisen kann. Die ungeheure Mehrzahl aller Einwirkungen der Wärme, der strahlenden Energie, der chemischen Substanzen, der Toxine usw. gehört in diese Gruppe. Sie alle haben in der entsprechenden Konzentration den Charakter des gewebsspezifischen Reizes nach Staemmler, d. h. es handelt sich bei der Gewebsspezifität eben nicht um eine Frage der Reizqualität, sondern der Reizquantität. Natürlich kann, ja muß die entsprechende Reizquantität dabei für jede Zell- und Gewebsart verschieden sein, da die Ursache der Wirkung wieder in der spezifischen Struktur der lebendigen Substanz liegt. Alle diese Faktoren können nun auch als Entzündungserreger auftreten.

Nun wird man hier einwenden: wenn der äußere Faktor eben direkt eine Leistungssteigerung der lebendigen Substanz hervorrufen kann, so ist nicht einzusehen, warum nicht ein solcher Faktor auch einmal ganz direkt die entzündliche Leistungssteigerung, d. h. also ohne das Zwischenglied der Gewebsschädigung hervorrufen könnte. Und dann wäre ja der Aschoffsche Standpunkt, daß die Entzündung gegen den äußeren Faktor, den Entzündungsreiz direkt gerichtet sei, für solche Fälle denkbar.

Und doch handelt es sich auch hier um einen Fehlschuß. Wir sehen oben tatsächlich, daß ein Reiz, der einfach funktionssteigernd wirkt, im Staemmlerschen Sinne also ein gewebsspezifischer Reiz, nie eine Entzündung hervorruft. Diese tritt auch nach Staemmler immer nur beim gewebsunspezifischen, d. h. also dem gewebsschädigenden Reiz ein. Lassen wir Hitze auf das Kaninchenohr einwirken, so zeigt sich bis zu 48° Wärme stark erhöhte Gewebsatmung, also gesteigerte Zelltätigkeit. Wir wissen nun, daß wir durch höhere Temperaturen jeden Grad von Entzündung hervorrufen können. Träfe die Anschauung von der direkten Entzündungserregung durch die Hitze zu, so müßte nun mit der höheren Temperatur die Atmung, d. h. die Lebenstätigkeit immer mehr, bis zur vollen Ausbildung aller entzündlichen Reaktionen gesteigert werden. Es würde also die rein funktionelle Reizung in die entzündliche Reizung langsam übergehen. Das ist nun aber nicht der Fall! Es ist eindeutig von Geßler gezeigt worden, daß die funktionelle Reizung ganz im Gegenteil nicht in die entzündliche übergeht, sondern vorher eine schwere Gewebsschädigung bis zum Erlöschen der Atmung d. h. zum völligen Absterben eintritt. Erst dann setzt die entzündliche Reaktion ein. Ich wüßte nicht, wie noch klarer die fundamentale Bedeutung der Gewebsschädigung für die entzündliche Reaktion nachgewiesen werden könnte. Haben wir z. B. einen durch ein chemisches Gift erzeugten nekrotischen Herd C, so hat dieses Gift nach dem Arndt-Schulzschen Gesetz in der Zone der stärksten Konzentration C das Gewebe abgetötet. Der Herd C ist umgeben von einer Zone schwächerer Giftwirkung B, in der Zellen und Zelltätigkeit geschädigt, gelähmt, erkrankt sind. Weiter nach außen folgt die Zone A schwächster Einwirkung des Giftes, wo also bereits die funktionelle Reizung — erhöhte Lebenstätigkeit (Atmung) — vorliegen kann. Immer aber wird aus dieser funktionellen Reizung die entzündliche nur dann, wenn aus dem geschädigten Gewebe Fremdstoffe, Gewebstrümmer, Zellautolysate usw. auf die Umgebung einwirken und fortgeschafft werden müssen. Der tatsächliche Nachweis der regelmäßigen Einschaltung der Gewebsschädigung zwischen die funktionelle und die entzündliche Reizung auch da, wo nach der Qualität des einwirkenden Reizes der langsame und direkte Übergang beider Reaktionsarten zu erwarten und zu fordern wäre, der weitere Nachweis, daß zahlreiche Entzündungen überhaupt erst lange nach völligem Verschwinden der einwirkenden Ursache, d. h. nach voller Ausbildung der Gewebsschädigung entstehen, diese beiden Nachweise zwingen zu dem Schluß, daß die Entzündung die Reaktion des Körpers auf die Gewebsschädigung, nicht die Reaktion gegen die einwirkende Schädlichkeit selbst ist.

Die hier gegebene grundsätzliche Unterscheidung zwischen der funktionellen und der entzündlichen, durch Gewebsschädigung bedingten Reizung ist auch für die die Entzündung so oft begleitenden Allgemeinreaktionen von Wichtigkeit. Nehmen wir als Beispiel hierfür eine bakterielle Entzündung. Aus dem Entzündungsherd werden Toxine ins Blut resorbiert. Diese wirken nun je nach ihrer Konstitution auf verschiedene Zellgruppen und Systeme des Körpers ein und werden, in mäßiger Konzentration, zu funktioneller Reizung, zu erhöhter Lebenstätigkeit dieser Zellen und Systeme z. B. des Knochenmarkes, des lymphatischen Systems führen. Steigt die Konzentration des Toxins, so wird auch hier der erhöhten Lebenstätigkeit der Zellen und Organsysteme eine leichte Lähmung, Erschlaffung vorausgehen. Steigt aber die Konzentration des Toxins noch mehr an, so wird nunmehr eine Schädigung bis zur Nekrose der reaktionsfähigen empfindlichen Zellen eintreten müssen. Bei ausgedehnter starker

Schädigung ist dieselbe von vornherein irreparabel, der Tod des Gesamtorganismus muß die Folge sein. Bei geringerer, auf einzelne besonders empfindliche Zellgruppen oder Organe beschränkter Schädigung dagegen werden weitere Entzündungsherde in Körpern sich ausbilden müssen. Hierbei wird auch die augenblickliche Reaktionsfähigkeit des Körpers eine wichtige Rolle spielen. So kann es vorkommen, daß die Gewebsschädigung z. B. im Diphtherieherz schon einige Zeit zurückliegt, aber erst mit dem Abklingen der Infektion und der dadurch bedingten schweren Vergiftung erlangt der Gefäßbindegewebsapparat wieder die nötige Kraft und Reaktionsfähigkeit und nun setzt die akute Myokarditis ein — Tage und Wochen nach Ablauf der Diphtherie selbst.

Auch zum Verständnis der Allgemeinreaktionen wäre hier noch ein Wort nachzutragen. Allgemeinreaktionen sind zunächst nur möglich, solange die Konzentration des „Allgemeinreizes", wenn ich einmal so sagen darf, z. B. des in die Blutbahn übertretenden Giftes, Bakterientoxins usw. die Schwelle der funktionellen Reize nicht überschreitet. Wird die Konzentration größer, so erfolgen allgemeine Schädigungen, deren Ausgleich sich wieder nach besonderen Gesetzen vollzieht, oder lokalisierte Organschädigungen, die zu weiteren Entzündungen führen können. Es folgt hieraus, daß wir zwei Formen, Arten „metastasischer" Entzündungen zu unterscheiden haben:

1. Die erste Form ist dann gegeben, wenn die entzündungserregende Schädlichkeit (Toxin, Erreger) metastasisch (durch den Kreislauf) an eine andere Körperstelle gelangt ist und hier dieselbe Art der Mesenchymschädigung hervorruft, der dieselbe Art der Entzündung wie an Primärherden folgen muß. Beispiele: Die metastasischen Eiterungen, die spezifischen Granulome u. a.

2. Die zweite Form der metastasischen Entzündung ist dann gegeben, wenn die entzündungserregende Schädlichkeit (durch den Kreislauf) an eine zweite Körperstelle gelangt ist und hier nun das Organparenchym in schwerer Weise schädigt. Da wir aber sehen, daß jedes Gift an den differenzierten Organzellen in jedem Organ verschiedene Wirkungen, Schädigungen hervorruft (entsprechend der Konstitution des Giftes und der spezifischen Struktur der Organzelle), so müssen wir nun in diesen Organen andere Schädigungen erwarten als an dem Mesenchym des primären Entzündungsherdes. Das Tetanustoxin ruft an der Eintrittspforte leichtentzündliche Reaktionen hervor, an den Ganglienzellen stärkste Erregung, auf die übrigen Organzellen wirkt es gar nicht oder fast gar nicht. Ist nun unsere Annahme richtig, daß sich die entzündlichen Reaktionen gegen die Gewebsschädigung, nicht direkt gegen die einwirkende Schädlichkeit richten, so folgt hieraus logischerweise, daß die Formen der hier betrachteten zweiten Art von metastasischen Entzündungen differente sein müssen, daß insbesondere eine Übereinstimmung der Entzündungsform zwischen dem Primärherd und dem sekundären Organherd nicht besteht. Dieser Schluß und diese Fragestellung sind ebenso klar wie an Hand der Tatsachen zu prüfen. Wir wählen als Beispiel die genuine epidemische Rachendiphtherie. An der Eintrittspforte schwere Schleimhaut-(Mesenchym-)Schädigung und heftige fibrinöse Entzündung. In den zugehörigen Lymphdrüsen ebenfalls schwere Mesenchymschädigung und heftige fibrinöse Entzündung. Nun wirkt aber das Diphtheriegift auch sehr heftig auf die Herzmuskelzellen. Sie werden schwer geschädigt und zeigen fettige Degeneration, scholligen und vakuolären Zerfall und im Anschluß daran entstehen auch entzündliche Reaktionen, leukozytäre und lymphzytäre Entzündungen — wie nach anderen toxischen Schädigungen des Herzmuskels. Wäre dagegen die Myokarditis direkt gegen das Diphtheriegift

gerichtet, so würden wir hier, in der Niere z. B., auch eine fibrinöse Entzündung erwarten müssen. Diese entsteht nur bei entsprechender Schädigung des Mesenchyms, die aber hier an den inneren Organen fehlt. Würde der Körper gegen das Toxin reagieren, so müßten die Reaktionen des Gehirns bei Tetanus ganz analog der entzündlichen Reaktion an der Eintrittspforte sein. Davon ist keine Rede.

Die entzündlichen Reaktionen richten sich also stets und ausnahmslos direkt nur gegen die Gewebsschädigung und werden nur durch sie hervorgerufen. Immer hängt die Art der Entzündung nur von der Art der Gewebsschädigung ab.

Auch wenn die entzündungserregende Noxe nicht direkt von außen an das Gewebe herantritt, sondern vom Blute aus (wie bei allen Allgemeininfektionen), wirkt sie doch entzündungserregend erst, sobald eine lokale Gewebsschädigung entsteht. Andernfalls wäre ja überhaupt das Auftreten von Entzündungsherden bei Allgemeininfektionen nicht zu verstehen. Für die Variolapustel hat schon Weigert die primäre Nekrose, für das Masernexanthem Abramow neuerdings den Nachweis der primären Degeneration der tieferen Epidermiszellen erbracht. Demnach werden wir auf das gleiche schließen müssen, wenn beim allergischen Organismus Entzündungen entstehen oder wiederaufflackern. Die Herdreaktion bei Tuberkulose nach Tuberkulin, bei Lues nach Quecksilber dürfte ein Reagieren überempfindlicher Zellen gegen erneute Schädigung sein. Ich gehe dabei nicht so weit, anzunehmen, daß solche Schädigungen stets bis zum Absterben von Zellen gedeihen müssen, um entzündliche Reaktionen auszulösen. Überhaupt müssen wir uns über das Verhältnis von Nekrose und Entzündung volle Klarheit verschaffen, sonst wird zahlreichen Mißverständnissen Tür und Tor geöffnet. Zu dieser Klarheit können wir nicht kommen, wenn wir nicht die primäre Gewebsschädigung ganz scharf von der Entzündung abgrenzen. Die Gewebsschädigung ist die Ursache der Entzündung, gehört aber selbst in gar keiner Weise zur Entzündung. Diese letztere ist eine Reaktion auf die Schädigung. Reaktion aber heißt, wie wir noch im einzelnen nachweisen werden, erhöhte, gesteigerte Lebenstätigkeit. Im vollentzündeten Gebiet ist die Atmung gesteigert, während sie, wie wir sahen, in dem durch die Verbrennung geschädigten Gebiet, herabgesetzt oder erloschen ist. Abgestorbene Zellen aber können ja überhaupt nicht mehr reagieren.

Wie führt nun die Schädigung des Gewebes zu einer gesteigerten Reaktion? Da liegen zwei Möglichkeiten vor: Entweder die nicht zu stark geschädigten Zellen erholen sich wieder und zeigen jetzt als heftige Reaktion und Regeneration auf die primäre Schädigung hin stark gesteigerte Lebenstätigkeit oder es treten aus den schwer geschädigten und ganz abgetöteten Zellen toxische Zerfallsprodukte in das umliegende Gewebe über, die hier zu einer stark gesteigerten Zell- und Gefäßtätigkeit Veranlassung geben. Es kann wohl kein Zweifel sein, daß beide Möglichkeiten tatsächlich realisiert und daß sehr oft beide zu gleicher Zeit wirksam werden. Geßler hat gezeigt, daß bei der Entzündung der zentrale nekrotische, nicht atmende Herd „direkt umgeben ist von einer schmalen Zone, in der der O-Verbrauch gegenüber der Norm mehr oder weniger stark herabgesetzt ist und daß erst weiter außen das Gebiet erhöhten Stoffwechsels folgt. Diese Verlangsamung des Stoffwechsels kann wohl als Zeichen einer Gewebsschädigung angesprochen werden." So verstehen wir auch, daß durchaus nicht jede Gewebsschädigung, nicht jede Gewebsdegeneration und Nekrose zur Entzündung führt. Die Zersetzungen der Nekrosen können — das wird sowohl von der Art der einwirkenden Schädlichkeit wie der Art der betroffenen Zellen abhängen —

sicherlich sehr verschiedener Art sein. Entstehen keine toxischen, das umliegende Gewebe schädigenden Stoffe oder ist dieses Gewebe überhaupt nicht reaktionsfähig, so wird die Reaktion, d. h. die Entzündung ausbleiben. So verstehen wir, daß es Degenerationen der Niere, Nephrosen gibt, bei denen jede entzündliche Reaktion vermißt wird, andere, bei denen sie sehr gering, andere, bei denen sie sehr heftig und folgenreich ist. So verstehen wir, daß die tabische Degeneration des Rückenmarks eine reine Degeneration bleibt und jede entzündliche Reaktion dauernd fehlt. Zerstören wir durch schwere Vergiftung die entzündliche Reaktionsfähigkeit des Organismus ganz, so bleibt trotz schwerster lokaler Gewebsschädigung die Entzündung völlig aus: Am durch Benzolvergiftung aleukozytär gemachten Kaninchen erzeugen Streptokokken- und Staphylokokken-Infektionen in Herz und Nieren keinerlei Abszesse mehr, sondern nur einfache Nekrosen ohne jede entzündliche Reaktion (Lippmann und Flesch, Sklawunos, B. Veit). Jede Entzündung ist also zwar die Folge einer primären Gewebsschädigung, aber nicht jede Gewebsschädigung führt unter allen Umständen zur Entzündung.

Nun wird aber der, wie wir sahen, wirklich gut begründeten Annahme, daß jede Entzündung auf einer primären Gewebsschädigung beruhe, doch noch ein wesentlicher Einwand gemacht. Es sollen Entzündungen auch vom Zentralnervensystem aus, also auf rein nervösem Wege entstehen: „es ist gesucht, eine Gewebsschädigung anzunehmen bei zentral bedingter Entzündung peripherer Teile" (Staemmler). Beispiele solcher Entzündung sind vor allem der Herpes zoster, die Bildung von Brandblasen und Hautentzündungen bei Gehirnerkrankungen oder durch Suggestion, die ganz einwandfrei nachgewiesen sind [1]) und endlich das symmetrische Auftreten der Tuberkulinreaktion am nichtgeimpften Arm (Moro). Kreibich hat diese Formen direkt als angioneurotische Entzündung beschrieben. Sind wir nun gezwungen, hier anzunehmen, daß dieser Entzündungsform eine primäre Gewebsschädigung nicht zugrunde liegt? Das, worauf es hier ankommt, ist schon von E. Neumann erkannt worden. Er hat nämlich für diese Form der Entzündung darauf hingewiesen, daß „man ohne weiteres zuzugeben gezwungen ist, daß es Nekrosen neurotischen Ursprunges gibt." Nun gehe ich nicht so weit wie Neumann zu sagen, daß die Gewebsschädigung immer bis zur vollausgebildeten Nekrose gehen muß, um Entzündung hervorzurufen, aber die Tatsache, daß sogar vollausgesprochene Gewebsnekrosen auf rein nervösem Wege zustande kommen, beweist hinreichend, daß der Annahme einer auf nervösem Wege entstandenen Gewebsschädigung entgegen Staemmler grundsätzlich gar keine Bedenken entgegenstehen. Ich erinnere nur an die Raynaudsche Gangrän, an die sogenannten trophischen Geschwüre, an das Mal perforant. Da durch nervöse Erregungen schwere Zirkulationsstörungen und durch diese schwere Gewebsschädigungen bis zur Nekrose entstehen können, was niemand bestreitet, so macht die Erklärung der nervösen Gewebsschädigung ebenfalls keinerlei grundsätzliche Schwierigkeit. Heute wissen wir auch, daß sogar der Stoffwechsel vom Nervensystem beeinflußt werden kann, also wäre auch die Annahme möglich, daß die nervöse Erregung zu einer Stoffwechselstörung und hierdurch zur Gewebsschädigung führt.

Die zum Teil verblüffenden Erfolge der Leriche-Brüningschen Operationen bewiesen ja mit aller Klarheit, wie groß der Einfluß nervöser Impulse

---

[1]) S. das Referat von Günther, Ergebn. d. inn. Med. Bd. 15. S. 620. 1917.

auf den Gewebsstoffwechsel ist und welch schwere trophische Schädigungen durch Verstärkung dieser Impulse entstehen können.

Für den Herpes zoster hat zudem in neuester Zeit Vörner gezeigt, daß seine Entstehung auf eine Steigerung der Reaktionsfähigkeit durch die Nervenläsion und eine gleichzeitige toxische Einwirkung (!) auf die Haut zurückzuführen ist.

Damit dürfte auch der letzte Einwand widerlegt sein: die Entzündung ist die Folge einer lokalen Gewebsschädigung. Diese Erkenntnis ist von ganz grundsätzlicher Bedeutung, denn wir müssen hiernach die Annahme Aschoffs, daß „bei der Entzündung ein biologisches System in eine direkte wechselseitige Beziehung zu einer exogenen Schädigung tritt", ablehnen und wenn diese hypothetische Grundlage seiner Lehre fällt, dann ist, wie Jores überzeugend dargetan hat, „die Aschoffsche Entzündungslehre in ihrer jetzigen Form nicht haltbar".

Da es sich bei der Entzündung um einen lokalen Vorgang handelt, so ist es klar, daß die Entzündung auch nur durch eine lokale Gewebsschädigung hervorgerufen wird. Allgemeine Gewebsschädigungen des ganzen Organismus können niemals eine Entzündung hervorrufen.

Nach diesen Feststellungen könnten wir einfach definieren: „Entzündung ist die lokale Reaktion des Körpers auf eine lokale Gewebsschädigung". Aber damit würden wir der früher aufgestellten Forderung, das Wesentliche aus den Erscheinungen herauszuschälen, noch nicht ganz entsprechen. Denn es ist klar, daß bei einer lokalen Gewebsschädigung je nach der betroffenen Körperstelle und nach der Art und Stärke der einwirkenden Schädlichkeit die allerverschiedensten Reaktionen, Lebensvorgänge sich einstellen werden.

Wir haben also uns in erster Linie die Frage vorzulegen, wie denn eine lokale Schädigung auf das Gewebe einwirkt, welche Reaktionen darauf eintreten. Die Antwort darauf muß lauten, daß das ganz von der Art, d. h. der spezifischen Struktur des betroffenen Gewebes abhängt, wie ja alle lebendigen Reaktionen (wie jede Lebensäußerung überhaupt) immer in erster Linie von der Struktur der reagierenden lebendigen Substanz abhängen.

Ganz dieselbe äußere Einwirkung, die bei der einen Zellart eine Verstärkung der spezifischen Funktion auslöst, kann bei einer anderen Zellart eine Funktionsverminderung, ja selbst schwere Schädigung hervorrufen. Eine Ganglienzelle reagiert auf dieselbe Schädigung ganz anders als ein Gefäßendothel, eine Leberzelle, eine Muskelfaser oder ein Fibroblast.

Ganz im Gegensatz zu diesen Tatsachen sehen wir aber, daß der Komplex der Entzündungserscheinungen, d. h. der Gewebsreaktionen auf lokale Schädigungen doch in ziemlich scharfen Grenzen konstant ist, daß wir also an den verschiedensten Körperteilen trotz der eben betonten und unanfechtbaren, so sehr verschiedenen Reaktionsweise der Einzelgewebe, immer weder denselben Reaktionskomplex vorfinden. Liegt das etwa an den entzündungserregenden Schädlichkeiten? Liegt in ihnen vielleicht etwas Gemeinsames, Konstantes vor? Gewiß nicht! Auch die entzündungserregenden Schädlichkeiten rufen die allerverschiedensten Schädigungen und Reaktionen an den verschiedenen Geweben und Organen hervor, und die Konstanz der entzündlichen Reaktionen beruht auch hier einzig und allein auf der Konstanz der betroffenen und reagierenden Gewebe, nämlich der Konstanz und Allgegenwart des Gefäßbindegewebsapparates. Die Konstanz des Komplexes der Entzündungserscheinungen ist es aber, was überhaupt dem Entzündungsbegriff seine innere, praktische und wissenschaftliche Berechtigung gibt. Wenn wir also im Körper bei lokalen Gewebsschädigungen immer wieder denselben in den Grundzügen gleichen Erscheinungskomplex der Entzündung auftreten sehen, so liegt hier keinerlei Durchbrechung des Gesetzes von der spezifischen Struktur, Funktion und Reaktionsweise der Organzellen vor, sondern dies hängt einfach davon ab, daß die Schädigungen überall immer wieder dieselbe Gewebsart treffen, nämlich den Gefäßbindegewebsapparat.

Man hat immer wieder den Versuch gemacht, von den an den entzündlichen Reaktionen beteiligten Geweben einzelne als Grundlage und allein maßgebendes „Entzündungsgewebe" herauszugreifen. Besonders häufig hat man die Gefäße, die entzündliche Kreislaufstörung in den Mittelpunkt der ganzen Entzündungsvorgänge und des Entzündungsbegriffes stellen wollen. „Entzündung", sagt Borst, „ist eine eigenartige Reaktion des Gefäßapparates auf pathologische Reize mit dem Charakter der Schädigung." Für Ricker ist die Entzündung nur eine durch Nervenreizung entstehende Hyperämie. Die Nervenreizung führt vor allem zur Stase, von der sich alle anderen entzündlichen Kreislaufstörungen ableiten lassen sollen. Auch für Röder ist die Entzündung nur eine besondere Kreislaufstörung.

Nun sind sicher die Reaktionen des Gefäßgewebes von der allergrößten Bedeutung für die Entzündung. Die entzündliche Kreislaufstörung steht vielfach ganz im Mittelpunkt aller entzündlichen Erscheinungen, insbesondere auch der so beherrschenden entzündlichen Exsudatbildung. Auch hat besonders Marchand gezeigt, ein wie großer Teil aller Entzündungszellen sich vom Gefäßgewebe ableitet, aber trotzdem bleibt es willkürlich und nicht gerechtfertigt, die gesamten Reaktionen des Stützgewebes einschließlich der so wichtigen Wucherung der Bindegewebszellen völlig zu vernachlässigen. Sie finden sich bei jedem echt entzündlichen Vorgang und sind mit dem Wesen jeder Entzündung untrennbar verbunden. Dieses Wesen liegt eben in der gemeinsamen komplexen Reaktion aller entzündungsfähigen Gewebe, nicht in der Leistung eines einzelnen. Wenn Ricker die sämtlichen Parenchymveränderungen bei der Entzündung von der Kreislaufstörung ableiten will, so fehlt für dieses Dogma der Beweis – man müßte denn annehmen, daß die lebende Metazoenzelle ohne Nerven gegenüber allen äußeren Einwirkungen völlig reaktionsunfähig wäre. Im Gegensatz hierzu hat Wooley gezeigt, daß durch die bei der Entzündung auftretenden Säuren im Gewebe (insbesondere die Kohlensäure) eine Quellung der Blutzellen und Gefäßendothelien und eine Zunahme der Blutviskosität auftritt, und daß hierdurch die Verlangsamung des Blutstromes bei der entzündlichen Hyperämie erklärt ist. Also hier ist die Kreislaufstörung Folge der Gewebsveränderung. Man kann ebensowenig die Reaktion des Gewebes (Virchow) wie die der Gefäße (Cohnheim) für das allein Maßgebende des Entzündungsvorganges halten.

Schwieriger ist es, über das Verhältnis zwischen **Nerven** und entzündlicher Reaktion Klarheit zu bekommen. Für Ricker ist die Reizung der Gefäßnerven Ursache jeder Entzündung und die verschiedenen Formen der entzündlichen Kreislaufstörung sind ganz allein abhängig von dem verschiedenen Ausfall der Nervenreizung. Auch Emigration, Exsudatbildung und Parenchymveränderungen sind für Ricker lediglich Folgen der Gefäßnervenreizung und der dadurch erzeugten verschiedenen Arten von Kreislaufstörung. E. F. Müller führt die entzündliche Hyperämie wie die Leukozytose am Entzündungsherd auf Reflexe des parasympathischen Nervensystems zurück. Ähnliche neuropathologische Theorien der Entzündung sind schon vor Virchow von J. Henle, Stilling,

Rokitansky vertreten, von Virchow und Cohnheim abgelehnt worden. In neuester Zeit hat mein Fakultätskollege G. Spieß die Entzündung einfach als einen durch Reizung sensibler Nerven ausgelösten Reflexvorgang aufgefaßt und diese Anschauung besonders für die Therapie entzündlicher Erkrankungen nutzbar gemacht.

Was können wir nun an gesicherten Tatsachen über die Bedeutung der Nervenreizung für die Entzündung anführen? Während früher recht widersprechende Angaben über die Entzündung nach Nervenausschaltung gemacht wurden, scheint in neuester Zeit auch diese schwierige Frage immer mehr geklärt zu werden. Bruce und Breslauer haben in experimentellen Untersuchungen gezeigt, daß Narkose, Lumbal- und Leitungsanästhesie auf die Entzündung keinen Einfluß haben. Dagegen soll die Fähigkeit, auf entzündliche Reize mit einer aktiven Hyperämie zu reagieren, verloren gehen durch periphere Lokalanästhesie. Die lokale Anästhesie macht den so heftigen Entzündungsreiz des Senföles auf die Conjunctiva bulbi unwirksam, die Chemosis bleibt aus. H. H. Meyer und Freud geben an, daß die subkutane Injektion von Digalen oder Strophantin, die sonst eine Entzündung erregen, reaktionslos vertragen wird, wenn zugleich Novokain injiziert wird. Dasselbe gibt Nägeli für Tuberkulin, Spieß für Kampferöl und sogar Salvarsan an. Dagegen soll ein zentraler Einfluß nicht nachzuweisen sein. Breslauer u. a. zeigten, daß die Durchschneidung der sensiblen peripheren Nerven oder der hinteren Rückenmarkswurzeln zunächst keinen Einfluß auf die Entzündung hat, daß dagegen die entzündliche Reaktion nach einigen Wochen, d. h. nach Ablauf der sekundären Degeneration der Nerven ausbleibt. Breslauer schließt, daß ein zentraler Reflexmechanismus bei der Entzündung überhaupt keine Rolle spielt, da die entzündliche Hyperämie von zentralen Einflüssen und der Sensibilität nicht abhängig ist, daß dagegen die direkte Reflexwirkung und Nervenleitung zwischen Gewebe, bzw. Haut und Gefäßen für das Zustandekommen der entzündlichen Hyperämie ausschlaggebend ist.

Niemand wird bestreiten können, daß die Gefäßnervenreflexe eine wichtige Rolle bei zahlreichen entzündlichen Reaktionen spielen. Bei dem ungeheuer verwickelten Bau und der noch komplexeren Funktion der nervösen Organe folgt hieraus ohne weiteres, daß unter besonderen Umständen das Nervensystem die allerverschiedensten Einflüsse auf den Ablauf entzündlicher Reaktionen haben wird. So erklären sich meines Erachtens direkt sich widersprechende Beobachtungen der Literatur. So berichtet z. B. Gaisböck von einem Kranken mit akutem Gelenkrheumatismus, bei dem im Anschluß an eine Apoplexie mit Erlöschen der Sensibilität ein sofortiges Aufhören der akut entzündlichen Gelenkschwellungen beobachtet wurde. Im Gegensatz dazu berichten Kauffmann und Winkler von besonders heftiger Entzündung bei herabgesetzter Sensibilität, Hypästhesie.

Für uns fragt sich nur, ob dieser Einfluß der nervösen Reflexmechanismen, wie wichtig er auch im Einzelfall sein mag, so grundlegend für das Wesen der entzündlichen Reaktionen ist, daß wir die Nervenreizung zu einem Hauptteil des Entzündungsbegriffes machen oder gar in das Zentrum dieses Begriffes stellen müssen. Und das müssen wir, glaube ich, durchaus ablehnen. Schon Cohnheim machte darauf aufmerksam, daß den Nerven bei der entzündlichen Hyperämie keine Rolle zukommen könne, da die Reaktion sonst schneller eintreten müsse und nicht so verzögert wie z. B. beim Einreiben von Krotonöl am Kaninchenohr. Sodann ist sicher die Hyperämie auf der Höhe der Entzündung eine neuroparalytische, wie zuerst Klemensiewicz in klassischen Untersuchungen nachgewiesen und Groll in neuester Zeit bestätigt hat. Daraus kann man nicht auf eine sehr aktive Rolle des Nervensystems bei der entzündlichen Reaktion schließen. Weiter hat Fröhlich stärkste Quellung, akutes Ödem der Nerven bei heftiger allergischer Entzündung, also starke Nervenschädigung nachgewiesen. Endlich ist gar nicht bewiesen, daß die lokale Wirkung der Anästhetika nicht direkt an der Gefäßwandzelle angreift und mit Recht zieht Breslauer aus seinen Beobachtungen den sehr vorsichtigen Schluß, daß am wahrscheinlichsten der Hyperämiereiz direkt an den spezifisch innervierten Teilen der Gefäßwand oder an den Endorganen dieser spezifischen Nerven selbst angreift. Diese Endorgane sind aber die Gefäßwandzellen selbst und derartige Gifte wie Novokain und andere Anästhetika heben eben nicht nur die Reizbarkeit der Nerven, sondern auch die der Gewebszellen auf. Schon die Feststellung, daß die entzündliche Hyperämie solange bestehen bleibt, als der Injektionsstoff an der Einspritzungsstelle noch vorhanden ist (E. F. Müller), zeigt die Berechtigung der Annahme einer direkten lokalen Einwirkung auf die Gewebszellen. Daß dabei vom Entzündungsherde dauernd „Impulse" auf das lokale und allgemeine parasympathische Nervensystem ausströmen, wie Müller glaubt, erscheint denkbar, doch scheint mir diese Annahme noch weiterer Beweise zu bedürfen.

Die wichtigsten Aufklärungen über die Beziehung der Entzündung zum nervösen Apparat danken wir Groll. Wenn ich oben rein theoretisch sagte, daß die Wirkung der lokalen Anästhesie ebensogut in einer toxischen Lokalwirkung des Anästhetikums begründet sein könne, so hat Groll den Beweis hierfür erbracht. Dieselben Wirkungen konnte nämlich Groll auch durch andere, nicht anästhesierende Pharmaka erzielen. Offenbar handelt es sich hier vor allem um die für die Entzündung, wie wir schon sahen, so außerordentlich wichtige Beeinflussung der Gewebskolloide. Das gilt, wie die Versuche von Groll zeigen, vor allem auch für die Verhinderung der Senfölchemosis an der Augenbindehaut. Vor allem aber hat Groll gezeigt, daß auch bei völliger Ausschaltung und Lähmung der Vasomotoren beim Frosch alle entzündlichen Reaktionen ohne irgendeine wesentliche Modifikation ablaufen können. Wenn es zu einer Beeinflussung der entzündlichen Reaktion durch Nervendegeneration kommt, so liegt dies nach den beweisenden Versuchen von Groll nur daran, daß nach Nervendurchtrennung und Degeneration die Intensität der Blutströmung herabgesetzt ist, daher tritt hier im Gegensatz zu den Angaben von Bruce und Breslauer keine wesentliche Entzündungshemmung ein, sondern nur eine Verminderung des entzündlichen Exsudats. Die Quantität des Exsudats kann also von nervösen Einflüssen (auf dem Umweg über die Intensität der Blutzirkulation) abhängig sein. Groll zeigte, daß bei Warm- und Kaltblütern alle Entzündungsreaktionen, ja alle Phasen der Entzündung auch nach völliger lokaler Nervenausschaltung sich entwickeln können, d. h. also ganz unabhängig von reflektorischen Vorgängen, durch direkte Einwirkung des „Entzündungsreizes" entstehen.

Aus alledem ist zu ersehen, daß die Beteiligung des nervösen Apparates nicht ein unbedingtes Charakteristikum der entzündlichen Reaktionen ist, daß die Nervenreizung nicht zum Wesen der Entzündung gehört, daß ihr daher kein Platz im Entzündungsbegriff zukommt. Wir werden später sehen, daß auf ganz anderem Wege, nämlich dem der vergleichenden Pathologie, dieser gleiche Schluß sich ganz von selber und mit zwingender Klarheit ergibt, und zwar sowohl für die Gefäße wie für die Nerven. Die Beteiligung der Gefäße wie vor allem der Nerven bei der Entzündung der höheren Organismen ist nichts weiter als höchste Vervollkommnung, Steigerung, Verfeinerung der Entzündungsreaktionen des Körpers. Solche Verfeinerung der Einzelmechanismen mag von der allergrößten Bedeutung sein, die Frage nach dem eigentlichen Wesen, Inhalt und Begriff der Entzündung muß von allgemeineren Gesichtspunkten beantwortet werden. Für uns ist also die Entzündung der Komplex aller lokalen Reaktionen des Gefäßbindegewebsapparates auf lokale Gewebsschädigung.

Wie zwingend diese Schlußfolgerungen sind, geht auch daraus hervor, daß in den Entzündungserscheinungen auch die Zusammensetzung aus mehreren Komponenten der — wir wollen einmal kurz sagen — entzündungsfähigen Gewebe klar zum Vorschein kommt. W. Heubner hat gezeigt, daß der Ablauf der Entzündungsvorgänge nicht derselbe ist, wenn das entzündungserregende Gift die sensiblen Nerven oder die Kapillarwand, oder die Gewebszellen vor allem schädigt und daß die verschiedene Empfindlichkeit der einzelnen Gewebselemente gegenüber dem einwirkenden Entzündungsgift das Bild der Entzündung wesentlich mitbestimmt.

Alle neueren und genaueren Untersuchungen zeigen auch, daß Gefäßgewebe, Stützgewebe und Entzündungszellen in Reaktion, Funktion und Strukturbildung auf das innigste zusammenhängen. Wir wissen heute durch Marchand, Maximow, Aschoff u. a., daß ein großer Teil der im entzündlichen Exsudat, im Granulationsgewebe, im entzündlich wuchernden Gewebe auftretenden Zellen, insbesondere die Phagozyten Abkömmlinge der Gefäßwandendothelien, der Endothelien der Saftspalten und Lymphbahnen und der Deckzellen der serösen Häute sind. Die Abkömmlinge von wuchernden Fibroblasten und Gefäßendothelien bei entzündlichen Prozessen sind nicht auseinanderzuhalten und gehen vielleicht ineinander über. Foot findet bei der aseptischen Entzündung des Kaninchennetzes, daß die wuchernden Kapillarendothelien nicht nur neue Gefäße, sondern auch Phagozyten, Riesenzellen und Fibroblasten bilden. Auch Lewis und Webster schließen aus den Gewebskulturen von Lymphknoten, daß die Ableitung der Wanderzellen von den Endothelien angenommen werden muß. Man mag sich zu den Einzelergebnissen dieser Untersuchungen und zu den Schlüssen dieser Autoren stellen wie man will, das eine ist sicher: die Gefäßwandzellen spielen eine große und sehr wichtige Rolle auch bei den zellulären Reaktionen und Proliferationen des Entzündungsherdes. Eine strenge Scheidung zwischen Bindegewebs- und Gefäßwandzellen bei der Entzündung ist weder morphologisch noch physiologisch begründet oder möglich. Der Gefäßbindegewebsapparat ist auch bei der Entzündung ein untrennbares Ganzes.

Trifft das alles zu, so müssen wir, wie ich das schon seit 10 Jahren in meinen Vorlesungen tue, die Entzündung definieren als die lokale Reaktion des Gefäßbindegewebsapparates auf lokale Gewebsschädigungen. Wir wollen nun prüfen, ob eine so verblüffend einfache und klare Definition auch allen Anforderungen genügen kann. Träfe sie zu, so müßte an denjenigen Körperstellen, wo der Gefäßbindegewebsapparat fehlt, eine echte Entzündung nicht vorkommen können. Das ist in der Tat der Fall: der gefäß- und bindegewebsfreie Knorpel kann sich nicht entzünden. Er zeigt bei Schädigungen: Entartung, Nekrose, Regeneration — entzündliche Erscheinungen zeigt er nicht. Ebenso ist es an der Kornea und den Herzklappen. An der Kornea finden wir erst dann die vollen charakteristischen entzündlichen Erscheinungen, wenn die Leukozyten aus den Gefäßen der Konjunktiva und endlich diese selbst in die Kornea einwandern. An der Herzklappe sehen wir Endothelschädigung, Gewebsnekrose, Thrombose, aber echte Entzündung erst, wenn das Bindegewebe in entzündliche Wucherung gerät; und erst wenn Gefäße von der Basis in die Klappe einwachsen, haben wir den vollen und typischen Komplex der Entzündung vor uns.

Am deutlichsten bewiesen wird aber unsere Auffassung durch die Verhältnisse des Zentralnervensystems. Hier haben wir ein großes Organ, das im Gegensatz zu Kornea, Knorpel und Herzklappe zwar überall Gefäße, aber nur äußerst spärlich mesenchymales Bindegewebe und an seiner Stelle ein ganz anderes Stützgewebe, die ektodermale Glia enthält. Ist die oben gegebene Definition und ihre Begründung richtig, so müssen jetzt die Entzündungserscheinungen am Zentralnervensystem infolge des anderen Charakters der Stützsubstanz Besonderheiten aufweisen gegenüber anderen Stellen des Körpers. Das ist in der Tat der Fall. Nirgends war, wie die umfangreiche Literatur über diese Frage zeigt, die Entscheidung: entzündlich oder nicht? so schwierig als am Zentralnervensystem, nirgends sind auch heute noch die Ansichten hierüber so verschieden als hier. Manche wollten nur solche Vorgänge am Gehirn als entzündlich bezeichnen, bei denen, — wie bei anderen Organen — das mesenchymale Bindegewebe wesentlich beteiligt ist. Das ist nach unserer Begriffsbestimmung der Entzündung nicht notwendig, denn die Änderung des Charakters des Stützgewebes, das hier ektodermaler Herkunft ist, erklärt hinreichend alle Unterschiede. Die Glia ist auch „Bindegewebe", aber eine ganz besondere ektodermale Art von Bindegewebe und es entspricht vollkommen der hier betonten Auffassung von der Spezifität der Gewebe und Gewebsreaktionen, daß nun dieses ektodermale Bindegewebe gegen Schädigungen in eigenartiger und etwas anderer Weise reagiert als das mesenchymale Bindegewebe. Aber im Grunde ist es dieselbe Reaktion, die hier ebenfalls — wie wir noch sehen werden — in unmittelbare funktionelle Beziehung zum geschädigten Gewebe tritt.

Es ist deshalb für das Zentralnervensystem, das zwei Arten: (mesodermales und ektodermales) Stützgewebe enthält, durchaus folgerichtig, mesodermale und ektodermale Abbau- und Wucherungsvorgänge mit P. Schröder zu unterscheiden, obwohl wohl in den meisten Fällen beide Stützgewebe an der Reaktion auf die Gewebsschädigung beteiligt sein dürften. Daß hierbei die Gliazellen meist ganz im Vordergrunde stehen, ist schon bei dem starken quantitativen Überwiegen der ektodermalen Stützzellen verständlich, ergibt sich aber weiter aus der überaus innigen Verbindung von funktionierendem Nervengewebe und Gliasynzytium. Ob es im Gehirn ektodermale Abbauvorgänge gibt, bei denen alle Gefäß- und Mesodermreaktionen absolut fehlen, wie Schröder annimmt, mag dahingestellt bleiben. Es ist weder unmöglich noch hat es für uns grundsätzliche Bedeutung, da es ja z. B. an den Herzklappen nach Gewebsschädigung wohl auch reine Bindegewebsreaktionen ohne Beteiligung des Gefäßgewebes — das hier fehlt — gibt. Immer kann es sich — hier wie im Zentralnervensystem — nur um ganz kleine Herde handeln, da andernfalls eben Gefäße in Mitleidenschaft gezogen werden. Gerade im Gehirn aber kommen solche auf kleinste Herdchen beschränkte Gewebsschädigungen vor und es ist sehr bezeichnend, daß Schröder den rein ektodermalen Abbautypus gerade bei den isolierten Degenerationen des nervösen Gewebes insbesondere der markhaltigen Nervenfasern findet. Das Zugrundegehen solcher Bahnen, die in einem dichten und undurchdringlichen Gliafilz liegen, wird eben nur auf diese Glia einwirken können, der „Reiz" erreicht gar nicht das entfernter liegende Mesoderm und Gefäß. Die Gliazelle ist allein fähig, die Gewebstrümmer zu verdauen, zu beseitigen. Es ist Geschmackssache, Sache des Übereinkommens und der Nomenklatur, ob man diese Prozesse noch zur Entzündung rechnen will oder nicht, man könnte sie auch zu den einfachen Regenerationen rechnen. Der volle Charakter der entzündlichen Reaktion fehlt ihnen, da eben die Gefäßraktionen vermißt werden. Trotzdem würde ich vorziehen, sie den entzündlichen Reaktionen zuzuzählen, zumal gerade am Zentralnervensystem ihr funktioneller Charakter der Gewebsreinigung (s. später), der Beseitigung der Zelltrümmer deutlich hervortritt.

Immer muß aber gegen manche Auffassungen in der Literatur betont werden, daß diese rein gliösen Reaktionen auf Gewebsschädigungen im Zentralnervensystem selten und Ausnahmen sind, in den meisten Fällen sind Mesoderm und Gefäße auch hier wesentlich beteiligt (s. Marcora, Marchand u. a.). Die gliösen Reaktionen aber nur deshalb nicht zu den entzündlichen rechnen zu wollen, weil es sich nicht um Mesoderm, sondern um Ektoderm handelt, halte ich für eine Überschätzung der Keimblattlehre. Nicht die Zellabstammung, sondern die Zelldifferenzierung ist das für die Reaktionen des Organismus Wesentliche und wie wir heute wissen, daß ein embryonaler Organismus je nach den Umständen seine Organe (die Chorda z. B.) aus verschiedenen Keimblättern aufbauen kann, so kommt es eben nur darauf an, wie das Gewebe differenziert ist. Die Glia zeigt alle Funktionen und Strukturen des Stützgewebes und reagiert als solches, ihre Herkunft zeigt sich nur in gewissen Modifikationen dieser Stützgewebsfunktionen und -Reaktionen, die wiederum nur abhängig sind von ihrer besonderen Differenzierung und Struktur. Die andersartige Reaktion des Nervenstützgewebes zeigt sich auch in einer anderen Ausheilung von Gewebsschäden im Gehirn, Zystenbildung, Narbenbildung, mangelnder bindegewebiger Abkapselung usw. (s. Demmer). Mir scheint, daß wir durch diese Zurückführung aller entzündlichen Reaktionsarten auf die spezifische Differenzierung, Struktur des Gewebes auch im Zentralnervensystem weiter kommen und das Entzündungsproblem dadurch eher vertiefen, als mit der Einführung der Aschoffschen rein teleologischen Begriffe der Defensio, Repugnatio, Reparatio — zumal hier stets der rein subjektiven Auffassung Tür und Tor geöffnet sein werden.

Wo auf eine Gewebsschädigung mesodermales Gewebe zur Reaktion nicht zur Verfügung steht, da ist eine entzündliche Reaktion, eine Entzündung überhaupt nicht möglich. Im Zustande der Heubnerschen Pathobiose (s. oben) befindet sich auch das Seeigelei nach der Radiumbestrahlung (Hertwig u. a.). Die Folgen der hierdurch gesetzten Zell- und Kernschädigung zeigen sich erst nach einer Reihe von Zellteilungen. Natürlich können diese abnormen Entwicklungsvorgänge nicht gegen die Radiumstrahlen gerichtet sein, sie sind — wie immer — gar nichts weiter als eine Folge der primären Schädigung. Und diese Folgen zeigen nie, auch nicht andeutungsweise das Bild einer entzündlichen Reaktion, denn es handelt sich hier eben nicht um Reaktionen des Mesoderms, des Gefäßstützgewebsapparates.

Man könnte nun gegen unsere Auffassung einwenden, daß die Schwere und Vielgestaltigkeit der Entzündungen, der entzündlichen Krankheitsbilder nicht recht verständlich wäre, wenn die Aufgabe all dieser entzündlichen Reaktionen nur die Beseitigung des geschädigten Gewebes, der Zelltrümmer, der Fremdstoffe wäre. Das wäre doch eine ziemlich einfache, harmlose und ihren Grundzügen offenbar immer wieder gleiche Aufgabe, die der Organismus eigentlich leicht bewerkstelligen könnte. All das trifft durchaus zu. Und der Organismus wird auch — wenn die primäre Schädigung nicht von vornherein zu ausgedehnt und direkt als solche lebensbedrohend war — mit dieser Aufgabe stets leicht fertig, wenn sich die Schädigung nicht dauernd wiederholt, d. h. also wenn die Schädigung nicht durch ein vermehrungsfähiges Gift, durch Infektionserreger hervorgerufen wird. Die Schwere, Gefährlichkeit und Vielgestaltigkeit der Entzündungen findet sich daher so gut wie ausschließlich bei den Infektionen, ist eine Folge der immer wiederholten, nach den Arten der Erreger sehr vielgestaltigen, nach Quantität, Qualität und Zeit stark wechselnden Gewebsschädigung. Diese Schädigung muß z. B. bei Tuberkelbazillen nach Zeit, Menge, Qualität eine ganz andere als bei Staphylokokken sein und daher ergeben sich ganz verschiedene Reaktions- und Entzündungsbilder.

Wir haben nun den wichtigsten Einwand gegen unsere Begriffsbestimmung zu behandeln. Nach ihr haben die Vorgänge am eigentlichen Gewebsparenchym mit den eigentlichen entzündlichen Vorgängen gar nichts zu tun. Nun werden aber bei fast jeder lokalen Gewebsschädigung auch die Parenchymzellen von der Schädigung betroffen, natürlich reagieren auch sie auf diese Schädigung und trotzdem wollen wir die Vorgänge am Parenchym ganz von den eigentlich entzündlichen trennen! Wie können wir eine solche Notwendigkeit begründen oder gar beweisen?

Zunächst ist da ein Wort nachzutragen über die Notwendigkeit, die Entzündung als eine ,,Reaktion" zu bezeichnen. Reaktion heißt erhöhte Tätigkeit, gesteigerte Lebensvorgänge, gesteigerter funktioneller Stoffwechsel. Entzündung ist also nicht die lokale Gewebsschädigung — sonst würde ja jede lokale Degeneration und Nekrose mit unter den Entzündungsbegriff fallen, wovon gar keine Rede sein kann — sondern die Entzündung beginnt erst in dem Augenblick, wo der Organismus auf diese Schädigung mit gesteigerten Lebensvorgängen antwortet. Es ist daher nicht haltbar, auch alle Erscheinungen der primären Gewebsschädigung schon zu dem Komplex der Entzündungserscheinungen hinzuzurechnen. Die zahlreichen Definitionen der Entzündung, die die ,,Gewebs- und Zellalterationen" zur Entzündung hinzurechnen, die überhaupt eine ,,alterative", ,,parenchymatöse" Entzündung annehmen, sind darum abzulehnen. Ein verbrannter, zerquetschter, verätzter Gewebsteil zeigt im Augenblick der Schädigung noch keine Andeutung von Entzündung. Niemand nennt eine frische Wunde, eine frische Fraktur eine Entzündung, obwohl diese regelmäßig nachfolgt. Die ,,Gewebsalterationen" sind die Ursache der Entzündung, gehören aber nicht zur Entzündung selbst. Diese beginnt erst, sobald der Organismus auf die lokale Gewebsalteration reagiert, mit gesteigerten Lebensvorgängen antwortet. In dieser scharfen Abgrenzung schließe ich mich, wie in allen Grundfragen der Entzündungslehre überhaupt, völlig dem an, was Marchand an mehreren Stellen dargelegt hat.

Die Annahme einer solchen Reaktion verlangt natürlich auch den einwandfreien Nachweis der gesteigerten Lebenstätigkeit des entzündeten Gewebes, d. h. den Nachweis einer Stoffwechselsteigerung. Wir sahen bereits, daß jede Entzündung eingeleitet wird von schweren Störungen der kolloidalen Gewebs- und Säftezusammensetzung. Sehr bald folgt darauf aber die Steigerung der lokalen Stoffwechselvorgänge. Schade hat gezeigt, daß bei der Entzündung eine Steigerung der H-Ionenkonzentration bis auf das 50fache der Norm, d. h. eine starke lokale Azidosis des Gewebes auftritt. Die $CO_2$-Konzentration kann das 4fache der Norm betragen, der osmotische Druck um eine bis mehrere Atmosphären gesteigert sein. Es wird nicht immer leicht sein zu entscheiden, von welchem Punkte ab hier die Schädigung in Steigerung der Lebenstätigkeit der

Zellen übergeht. Sicher dürfen wir auch auf letztere wohl die Steigerung des osmotischen Druckes, der Säure- und Kohlensäurebildung beziehen und auch Schade, dem wir vor allem diese Nachweise verdanken, faßt sie als Beweise der entzündlichen Stoffwechselsteigerung auf. Ganz einwandfrei ist diese durch Geßler erwiesen durch Bestimmung des Sauerstoffverbrauchs im Gewebe. Dieser sinkt im geschädigten Gewebe und erlischt völlig bei $52^0$ Wärme- Absterben des Gewebes. Der in der Umgebung der Nekrose sich ausbildende entzündliche hyperämische Hof dagegen zeigt eine Steigerung der Gewebsatmung von 36—77 % gegenüber dem normalen, nicht entzündeten Hautgewebe. Bier schließt mit vollem Recht, daß der entzündete Teil allgemeine Zellfunktionen außerordentlich steigert. Die Steigerung des Stoffwechsels im entzündeten Gewebe ist also exakt nachgewiesen und damit auch die in fast allen neueren Definitionen des Entzündungsbegriffes anerkannte Bedeutung der Entzündung als eines reaktiven Vorgangs nicht mehr zu bestreiten. Daraus leitet sich natürlich auch vor allem die Berechtigung ab, die Entzündung im großen Ganzen als eine Abwehr- oder Schutzreaktion des Organismus aufzufassen. Marchand weist darauf hin, daß diese Auffassung der Entzündung als reaktiver Abwehrfunktion schon sehr alt ist, wenn sie auch lange Zeit zurückgedrängt war. Wir stimmen also durchaus zu, die Entzündung zu den Abwehrvorgängen des Körpers zu rechnen, so lange diese Auffassung und Betrachtungsweise nicht als Erklärung des Vorganges ausgegeben wird, und so lange man nicht von uns verlangt, die teleologische Bedeutung jedes Einzelvorganges der Entzündung festzustellen, wie es die Aschoffschen Deduktionen fordern.

In jedem Falle wesentlich für den Entzündungsbegriff ist also die (lokale) Reaktion des Körpers auf die lokale Gewebsschädigung. Wird z. B. das Nierenparenchym geschädigt und reagiert der Gefäßbindegewebsapparat der Niere nicht auf diese Schädigung, so haben wir eben einen dauernd rein degenerativen Vorgang und keinerlei Entzündung vor uns. Natürlich bedarf es zur Entwicklung dieser Reaktion einiger Zeit und so sehen wir, daß in manchen Fällen Tage vergehen, bis auf ausgedehnte Schädigung der Niere, des Herzmuskels die entzündlichen Reaktionen sich entwickeln und diese Zeitspanne ist der einzige und eigentliche Grund für die Aufstellung des Begriffes der alterativen Entzündung, die vorliegen soll, ,,wenn die Schädigungsvorgänge an den Geweben in den Vordergrund treten und das Bild beherrschen", während exsudative und produktive Vorgänge gering sind. Aber diese letzten ,,dürfen nie ganz fehlen, sonst können die Veränderungen nicht als entzündliche bezeichnet werden" (Lubarsch). Aber Lubarsch schreibt selbst, daß der ,,Virchowsche Begriff der parenchymatösen Entzündung zu den größten Verwirrungen Anlaß gegeben hat und noch heute werden von manchen Autoren als parenchymatöse Nephritis, Myokarditis, Neuritis, Myelitis usw. Vorgänge bezeichnet, die mit Entzündung nichts zu tun haben und rein regressiver Natur sind".

Den grundlegenden Irrtum der ganzen Virchowschen Entzündungslehre, einer ,,in den Tatsachen wenig begründeten Hypothese [1]" und ihren Weg hat Jores klar gezeichnet. Wir haben heute einen klaren Geschwulstbegriff, weil Virchow ,,an solchen Bildungen, die unzweifelhaft von allen als Geschwülste anerkannt wurden, die wesentlichen Merkmale durch Beobachtungen feststellte und nun alles aus der Kategorie der Geschwülste entfernte, was mit dem so gebildeten Geschwulstbegriff nicht übereinstimmte. In der Entzündungslehre

---

[1] Nämlich von der Bedeutung der heute so gut wie völlig verlassenen primären Ernährungsstörung der Zellen.

hat Virchow diesen Weg nicht betreten und wir kranken heute noch daran". Und ich muß mich auch darin Jores völlig anschließen, wenn er schreibt: „Es ist nur ein Glied in der langen Kette, wenn Aschoff der Entzündung den Charakter einer defensiven Regulation vindiziert und von diesem Standpunkt die Hypothese von der parenchymatösen Entzündung mit einer neuen Stütze versieht".

Macht man sich aber klar, daß die Gewebsalterationen wohl die Ursache der Entzündung sind, nicht aber zu dem eigentlichen Komplex der Entzündungsreaktionen gehört, so wird — aber erst dann — die Abgrenzung klar und deutlich und der völlig überflüssige Begriff der alterativen Entzündung fällt ebenso fort wie der der parenchymatösen Entzündung Virchows. Alterativ im Sinne von Lubarsch ist jede Entzündung im ersten Stadium und Unterschiede würden sich nur in der Dauer dieses Stadiums (Sekunden bis Wochen) ergeben, wobei, je nach der Art und Stärke der Schädigung, in jedem Augenblick die Entzündung, die Reaktion des Körpers ihr Ende erreichen kann — wie bei jeder Form der Entzündung. Die Aufstellung einer „alterativen Entzündung" ist also überflüssig und erschwert nur die Klarheit und Einfachheit des Entzündungsbegriffes und seiner Abgrenzung. Unsere Begriffe sind Hilfsmittel, um tiefer in die Naturerscheinungen einzudringen und sie müssen zum Mindesten die Möglichkeit geben, vollkommen verschiedene Dinge wie hier Entartung und Entzündung klar und deutlich voneinander abzugrenzen. Erfüllen sie nicht einmal diese einfachste Forderung, so sind sie unbrauchbar und besser ganz fallen zu lassen. Gegenüber derartig unbrauchbaren Entzündungsbegriffen verstehe ich allerdings sehr wohl den Standpunkt derer, die dann diesen Begriff aus der allgemeinen Pathologie lieber ganz streichen wollen.

Aschoff hat, um den Begriff der parenchymatösen Entzündung zu retten, auch die degenerativen Veränderungen als Reaktion auf die Schädigung aufgefaßt. Nun können vielleicht die absterbenden Zellen z. B. ein Gift neutralisieren, aber „von einer Beseitigung der Schädigung durch die degenerative Veränderung der Zellen (z. B. bei Phosphorvergiftung) kann wohl nicht die Rede sein" (Marchand). Zudem führt eine solche Auffassung, wie Bier mit Recht gesagt hat, „zu der verrückten Schlußfolgerung, daß auch der Tod eine Reaktion auf die Schädigung sei". Reaktion ist erhöhte Zelltätigkeit, gesteigerter Stoffwechsel, also gehören alle Degenerationen nicht zu den Reaktionen, nicht zur Entzündung. Der Fehlschluß Aschoffs ist nur dadurch möglich, daß bei ihm immer wieder die entzündliche Reaktion in Beziehung gesetzt wird zur einwirkenden Schädlichkeit selbst, also zu einem exogenen Faktor. Lebensvorgänge sind aber überhaupt nicht von den exogenen Faktoren aus zu verstehen, sondern immer nur von der lebendigen Substanz selbst und von ihrer funktionellen Struktur aus.

Nach Aschoff z. B. wären akute Degeneration der Niere (Chloroformvergiftung, Diphtherie usw.) und akute parenchymatöse Nephritis identische, an gar keinem Punkt wesentlich verschiedene Vorgänge und Begriffe. Wozu dann noch die verschiedene Bezeichnung?

Es ist nur folgerichtig, daß die Aschoffsche Entzündungslehre auch im Zentralnervensystem eine Scheidung zwischen Schädigung, Entartung und Entzündung ganz unmöglich macht. Aschoff stellt sogar den Begriff einer parenchymatösen Enzephalitis für den Fall auf, daß eine vorwiegende Schwellung der Ganglienzellen vorkommt. Ist die Entzündung eine Abwehr — sie ist es nach Aschoff — so müßte also eine solche Schwellung erhöhte Zelltätigkeit bedeuten, die nach Aschoff auf die Schädlichkeit einwirkt. Wie soll nun aber eine so spezifisch und hoch differenzierte Zelle wie die Ganglienzelle durch erhöhte Tätigkeit auf irgendeine exogene Schädlichkeit einwirken? Das allein ergibt klar die Unhaltbarkeit solcher Hypothesen. Gerade für das Zentralnervensystem hat Marchand überzeugend dargelegt wie wichtig hier die scharfe Trennung zwischen alterativen (degenerativen) und reaktiven (entzündlichen) Vorgängen ist. Der ständige Wechsel von Gewebsschädigung und entzündlicher Reaktion macht ein tieferes Eindringen in diese verwickelten Verhältnisse z. B. bei der Paralyse ganz unmöglich, wenn über die grundsätzliche Verschiedenheit dieser Vorgänge keine Klarheit herrscht.

Selbstverständlich kann dabei im Einzelfalle die Abgrenzung immer noch sehr schwer sein, weil unser Einblick in viele Lebensvorgänge selbst noch zu lückenhaft ist und natürlich alle Lebensvorgänge ohne absolut scharfe Grenze ineinander übergehen. Aber das hindert nicht ganz klare Begriffe aufzustellen und nur solche zu verwenden.

Dürfte bis hierhin die Verständigung ziemlich leicht sein, so wird die Frage — meines Erachtens allerdings nur scheinbar — schwieriger, wenn wir die Reaktionen des Parenchyms bei der Entzündung ins Auge fassen. Denn es ist selbstverständlich, daß auch die eigentlichen Parenchymzellen der Organe nach lokalen Gewebsschädigungen Reaktionen, Steigerungen ihrer Lebenstätigkeit, ja vielleicht ihrer Funktion aufweisen können. Sollen wir auch sie zu den entzündlichen Vorgängen rechnen und dementsprechend unseren Begriff der Entzündung ändern? Sollen überhaupt alle Vorgänge am Parenchym, die bei dem entzündlichen Vorgang auftreten, mit zur Entzündung gerechnet werden, wie das viele Pathologen tun?

Die Antwort ergibt sich schon meines Erachtens in sehr einfacher und logischer Weise aus der für die Begriffsbestimmung gestellten Aufgabe. Wir sahen, daß bei den Entzündungen der verschiedensten Art und in den verschiedensten Organen des Körpers immer wieder derselbe Komplex von Erscheinungen auftritt und wir mußten als unsere Aufgabe bei der Begriffsfestlegung die Herausschälung der gemeinsamen Grundvorgänge dieses Komplexes feststellen. Da aber jedes spezifische Gewebe auf eine Schädigung in anderer Weise reagiert, so konnte die Gemeinsamkeit und Kongruenz der Entzündungserscheinungen und des ganzen Komplexes nur darauf beruhen, daß eben in allen Organen neben den differenzierten Parenchymen auch noch dieselbe Gewebsart, der Gefäß-Bindegewebsapparat, vorhanden ist und stets zugleich von der Schädigung mitgriffen wird. Zu dem typischen Komplex der Entzündungserscheinungen kann also die Reaktion des eigentlichen Organparenchyms schon deshalb nicht gehören, weil diese Reaktion ja in jedem Organ eine andere, differente ist, also niemals etwas Gemeinsames, Typisches der Entzündungserscheinungen darstellen kann. Andererseits sehen wir, daß zahlreiche, ja die wichtigsten und häufigsten Entzündungsvorgänge ohne jede Beteiligung des differenzierten Parenchyms nur am Gefäßbindegewebsapparat ablaufen. Niemand hat jemals den leisesten Zweifel gehabt, daß die eitrige Peritonitis, Pleuritis, Perikarditis, Meningitis, daß die Phlegmone des Zellgewebes, daß das Panaritium voll ausgebildete Entzündungen sind mit allen charakteristischen Eigenschaften der Entzündung und trotzdem kann hier nur von Reaktionen des Gefäßbindegewebsapparates die Rede sein, da eben spezifisch differenzierte Parenchyme bei allen diesen Entzündungsformen überhaupt nicht mit in Frage kommen können. Während also die Reaktionen am Gefäßbindegewebe etwas für jeden einzelnen Entzündungsfall Gegebenes, Typisches, Charakteristisches darstellen, sind die Reaktionen des Parenchyms etwas für jeden einzelnen Entzündungsfall völlig Verschiedenes, daher von der besonderen Lokalisation abhängig, für die Entzündung im allgemeinen also völlig uncharakteristisch. Diese Reaktionen sind daher nach der früher gegebenen grundsätzlichen Festlegung unserer Aufgabe aus dem Entzündungsbegriff zu streichen.

Ich bilde mir ein, diese Schlußfolgerung allein sei schon so zwingend, daß der Begriff der Entzündung damit geklärt, sichergestellt und klar abgegrenzt sei — und ich habe auch, seitdem ich mich in Theorie und Praxis streng an die hier gegebene Definition halte, niemals mehr irgendwelche wesentliche Schwierigkeiten der Abgrenzung und Nomenklatur empfunden. Aber andere werden davon noch nicht so überzeugt sein und so werden wir gut daran tun, auch noch von ganz anderen Gesichtspunkten aus die Berechtigung und Brauchbarkeit unserer Begriffsgebung zu prüfen. Wie der Physiker zur Sicherung des Ergebnisses die Atomgröße auf mehreren, ganz verschiedenen Wegen berechnet und erst befriedigt ist, wenn wesentlich verschiedene Methoden dasselbe Ergebnis haben, so wollen wir ebenfalls, wenn wir auch nie auf biologischem Gebiet die Exaktheit der Physik erreichen werden, auf verschiedenen Wegen unsere Schlußfolgerungen nachprüfen.

Der zweite Weg, auf dem dies geschehen kann, ist die Prüfung der Wirkung der entzündlichen Vorgänge, die Frage nach ihrer funktionellen Bedeutung. Ich habe den ersten Weg vorangestellt, weil er mir einfacher und klarer und doch überzeugend erscheint und weil der zweite vor allem recht viele Gefahren in sich birgt. Ricker wird jede solche Beweisführung als teleologisch ablehnen, weil sie auf subjektiven „Werturteilen" eben über die Funktion und Bedeutung eines hier auch noch recht komplexen Lebensvorganges beruhe. Ganz besonders der Kliniker aber wird zu einer funktionellen Betrachtung des Entzündungsvorganges immer wieder gedrängt werden und als Arzt, der unsere wissenschaftlichen Erkenntnisse anwenden, nutzbar machen soll, muß er geradezu die Lebensvorgänge teleologisch betrachten. Und wie ärztlich erfolgreich eine solche Betrachtungsweise sein kann, hat besonders Aug. Bier dargelegt. Diese teleologische Betrachtung wird auch solange ohne Schaden sein, als man in ihr keine Erklärung der Lebensvorgänge im Sinne des Vitalismus erblickt und sich ihrer engen Grenzen der Anwendbarkeit stets bewußt bleibt.

Die funktionelle Analyse der Entzündungserscheinungen ist aber auch noch keineswegs eine teleologische, wie Ricker annimmt, braucht es jedenfalls nicht zu sein. Den Begriff der Funktion und unser Urteil über die Funktion der Lebensvorgänge können wir in der Pathologie ebenso wenig entbehren wie in der Physiologie. Gewiß werden wir in der Beurteilung der funktionellen Bedeutung eines Lebensvorvorganges leichter Fehler machen als in der Feststellung einer Struktur oder einer chemischen Zusammensetzung. Aber das kann gar kein Grund sein, auf diese für unsere Erkenntnis so außerordentlich wichtige Beurteilung zu verzichten. Im Gegenteil, wir müssen suchen unser Urteil über die funktionelle Bedeutung der Entzündungsvorgänge immer sicherer zu gestalten, seinen Wert durch neue Methoden und neue Befunde immer mehr zu erhöhen und zu vertiefen.

Ich glaube also, daß man auch ohne jede Teleologie eine ganze Reihe gesicherter Aussagen über die Wirkung und funktionelle Bedeutung der Entzündungsvorgänge machen kann. Das eine steht jedenfalls fest: die entzündlichen Gewebsreaktionen bewirken eine Beseitigung der Gewebsschädigungen und zum Teil auch der einwirkenden Schädlichkeit selbst. Die bei der Entzündung gesteigerten Lebensvorgänge wirken alle in diesem Sinne. Durch die Hyperämie und reichlichere Flüssigkeitszufuhr werden die geschädigten Zellen besser ernährt, erholen sich rascher, werden einwirkende chemische Stoffe neutralisiert, verdünnt, resorbiert, werden Antikörper in größeren Mengen herangeführt (Vernichtung von Krankheitserregern und -giften) usw. Durch die herangeeilten Leukozyten und die stark gesteigerte Tätigkeit der vermehrten Bindegewebszellen und Endothelien werden Zelleichen, Zell- und Gewebstrümmer und ähnliches, Bakterien verdaut, beseitigt, phagozytiert (s. aus neuerer Zeit die Arbeiten von Marchand, Rosenthal, Woodcook, Rio Hortega und Asua, Lawrow und Rubinstein, Hüper, Kuczynski) — es ist nicht nötig, all das hier im einzelnen aufzuführen, was so viele Autoren veranlaßt hat, die Entzündung als einen zweckmäßigen Reaktionsvorgang zur Beseitigung einwirkender Schädlichkeiten zu bezeichnen. Wir wollen den sehr schlechten Begriff der Zweckmäßigkeit, über den ja doch eine Einigung nicht zu erzielen wäre, in einer Definition des Entzündungsbegriffes vollkommen vermeiden, denn die entzündlichen Reaktionen des Körpers sind nicht selten auch — im Sinne des ganzen Organismus — sehr unzweckmäßig, — Sahli: die Entzündung ist teils nützlich, teils schädlich — zudem aber ist die Zweckmäßigkeit nicht objektiv festzustellen und ganz ungeeignet, Krankheitsvorgänge voneinander abzugrenzen. Ferner aber kann man nicht sagen, daß die entzündlichen Reaktionen immer auf die gewebsschädigenden Ursachen selbst einwirken. Wenn erst 14 Tage nach einer Röntgenbestrahlung ein Hauterythem, also eine akute Entzündung auftritt, so ist von der schädigenden Ursache lange nichts mehr vorhanden, auf die die entzündliche Reaktion einwirken könnte. Wenn Ribbert also die Entzündung als die Summe der Vorgänge bezeichnet, die eine direkte Einwirkung der Zellen und Säfte des Körpers auf die im Körper wirkenden Schädlichkeiten herbeiführen, diese Schädlichkeiten abschwächen oder beseitigen, so trifft das nur zum Teil zu und enthält begrifflich noch nicht die klare Abgrenzung der Degenerationen von den entzündlichen Reaktionen und ebenso geht die Definition in der Einwirkung auf die Schädlichkeiten zu weit. Richtig ist, daß eine direkte Einwirkung der Zellen und Säfte auf die gesetzte Gewebsschädigung selbst, und nur teilweise auch die gewebsschädigende Ursache vorliegt.

Letztere Wirkung können wir aber einfach aus Pflügers teleologischem Grundgesetz herleiten, das für die pathologischen Vorgänge mit E. Neumanns Worten lautet: „Jede durch die Krankheitsursache hervorgerufene Veränderung des Körpers hat das Eintreten anderer Veränderungen im Gefolge, welche den schädlichen Einfluß der ersteren aufzuheben geeignet sind". Also hiernach hat nicht die Krankheitsursache direkt, sondern erst die durch sie erzeugte Veränderung des Körpers die entzündlichen Reaktionen zur Folge.

Damit haben wir den Kernpunkt der funktionellen Auffassung des Entzündungsvorganges erreicht: es handelt sich bei dem Entzündungsvorgang um eine direkte Einwirkung der Reaktionen des Körpers auf die lokale Gewebsschädigung. Warum haben wir nun aber diesen sehr wichtigen Schluß nicht in unsern Begriff der Entzündung mit aufgenommen? Die Antwort darauf lautet: weil es nicht nötig, weil er in unserer Definition schon enthalten ist. Denn eine direkte Einwirkung auf die Gewebsschädigung (und zuweilen auf die Schädlichkeit selbst) haben nur die Reaktionen des Gefäßbindegewebsapparates.

Diese Behauptung aber bedarf eines eingehenderen Beweises, denn sie wird sicherlich von vielen bestritten werden. Daß die Reaktionen des Gefäßbindegewebsapparates direkt auf die Gewebsschädigung und wenn die Möglichkeit vorliegt auch auf die Schädlichkeit selbst einwirken, kann nicht zweifelhaft sein. Die Ödembildung, die Exsudation, die verschiedenen Wirkungen der Leukozyten, die Hyperämie, die Phagozytose, die demarkierende Eiterung mit Gewebseinschmelzung zur Abstoßung toter Teile — alle diese Leistungen des Gefäßbindegewebsapparates wirken direkt auf das geschädigte Gewebe ein. Aber auch bei allen proliferativen Vorgängen sehen wir dasselbe. Nur die mesenchymalen (bzw. gliösen) Zellen wandern in größerem Maßstabe in das geschädigte Gewebe ein, nur sie wachsen auf die Schädlichkeit, z. B. die Fremdkörper, zu und umwachsen sie. Nur sie verdauen fremde Substanzen, nur sie bilden Fremdkörperriesenzellen, die fremdartige Stoffe angreifen usw. Selbst die lokale Produktion von Antikörpern, falls eine solche bei der Entzündung vorliegt, die oft sehr lebhafte Bildung des Granulationsgewebes, die rasche Fortschaffung der Zell- und Gewebstrümmer dürfte ausschließlich von denselben Zellgruppen ausgehen. Die narbige Abkapselung von Fremdkörpern und toten Teilen — alles das sind weitere Beispiele und Beweise für die ganz direkte Einwirkung der entzündlichen Gefäßbindegewebsreaktion auf die Gewebsschädigung, z. T. auch auf die Schädlichkeit selbst.

Heben wir durch Giftwirkung diese Reaktionsfähigkeit des Gefäßbindegewebsapparates völlig auf, so bleibt die Einwirkung des Körpers auf das geschädigte Gewebe vollkommen aus, wir sehen dann nur die lokale Gewebsschädigung, nichts weiter. Wir erwähnten schon, daß Veit am leukozytenfrei gemachten Tier (Benzolvergiftung) durch Kokkeninfektionen die sonst typischen Abszesse nicht mehr erhielt, sondern nur Nekrosen in Herzmuskel und Niere ohne jede entzündliche Reaktion. Lippmann und Flesch schreiben auf Grund ihrer Versuche: „Beim aleukozytären Tier ruft ein Entzündungsreiz, der in die Muskulatur gesetzt wird, keine einzige Entzündungszelle herbei. Man sieht nur Muskelnekrosen" (vgl. auch Lippmann und Brückner, Sklawunos). Auch Siegmund betont, daß die Benzolbehandlung nicht nur die Leukozyten, sondern das gesamte Mesenchym schädigt und daß wir rein nekrotisierende örtliche bakterielle Wirkungen auch bei solchen menschlichen Erkrankungen beobachten, die zu einer örtlichen oder allgemeinen Minderwertigkeit des Mesenchyms führen. Aber warum, wird man nun fragen, sollen sich denn alle die andern Zellen des Körpers an all' diesen Reaktionen gar nicht beteiligen, warum soll all das allein und ausschließlich sozusagen eine Funktion des Gefäßbindegewebsapparates sein? Das werden wohl viele ablehnen, und dadurch ist wiederum die klare Abgrenzung der wesentlichen und charakteristischen Entzündungsvorgänge stark erschwert. Und doch glaube ich, daß man den vollen Beweis für diese besondere Bedeutung und — cum grano salis — ausschließliche „Entzündungsfunktion" des Gefäßbindegewebsapparates führen kann.

Wir betonten schon früher, daß die Reaktion jeder Zelle und jedes Gewebes auf eine Schädigung stets in erster Linie von ihrer spezifischen Art und Struktur abhängen wird.

Daß die akut-entzündliche Reaktion: Hyperämie, Exsudatbildung lediglich eine Leistung des Gefäßbindegewebsapparates ist, dürfte nicht mehr zu bestreiten sein. Schädigen wir die Reaktionsfähigkeit und besonders die Reaktionsschnelligkeit dieses Apparates durch Ausschaltung der nervösen Reflexmechanismen, d. h. durch lokale Narkose, so hat das Gewebe mit der Fähigkeit zur raschen und starken aktiven Hyperämie ein wesentliches Schutzmittel gegenüber den täglichen Schädigungen und Verletzungen verloren (Breslauer, ferner Verlauf der Verletzungen und Entzündungen am anästhetischen Auge oder bei Syringomyelie). Die Bedeutung der Fibrinausscheidung als Schutzmittel ist vielfach behandelt worden. Die Exsudatzellen im 1. Stadium der Entzündung stammen überhaupt nur aus den Gefäßen (Pappenheim, Rosenow ebenfalls am aleukozytären Tier, Zieler).

Marchand kommt zu dem Schluß, daß „alle bei der Entzündung in und an den Gefäßen auftretenden Zellen, mit Ausnahme der ursprünglich aus dem Mesenchym stammenden Wanderzelle des Bindegewebes (indifferenten Zellen), aus Blutgefäßwandzellen hervorgehen, also wesentlich Elemente der vaskulären Reaktion darstellen".

Die Gefäßwandzellen, „endothelialen Leukozyten", bilden nach Mallory die wichtigste und einzige Zellreaktion bei Typhus, Lepra, bei den verschiedenen Fremdkörpern, bei der Tuberkulose usw. Es ist interessant, daß Herxheimer bei Lepra ein Zugrundegehen der Leprabazillen nur in den mesenchymalen endothelialen Phagozyten fand, während die ins Epithel eingedrungenen Bazillen gut erhalten blieben. Die Leukozyten produzieren spezifische proteolytische Fermente, wodurch abgestorbenes Gewebe eingeschmolzen, fibrinöses Exsudat bei der Pneumonie verflüssigt (s. Fr. Müller) wohl auch Bakterien vernichtet werden (s. Klinkert, Weil u. a.). Kafka findet, daß die Abwehrfermente im wesentlichen von den Leukozyten herstammen, bei den leukozytenarmen Thoriumtieren fand er keine Spur von Abwehrfermenten. An der Fremdkörperverdauung, -beseitigung, -abkapselung beteiligen sich nie andere als mesenchymale (bzw. gliöse) Elemente, insbesondere die Fibroblasten und Gefäßendothelien. Noch deutlicher ist die gar nicht zu überschätzende funktionelle Bedeutung des Granulationsgewebes. Dieses Gewebe ist ein so starker Schutz des Organismus, daß virulente Bakterien den Granulationswall nicht durchdringen können, Bakterientoxine von hier aus nicht resorbiert werden (Noetzel). Schon die Fibrinausschwitzung bildet auf einer frischen Wunde einen vorläufigen Schutz, der ausgebildete Granulationswall schützt die tieferen Teile weitgehend vor äußeren Invasionen bakterieller und stofflicher Art. Kot und zersetzter Urin können sich dauernd in Kontakt mit der granulierenden Wunde befinden ohne lokale oder allgemeine Schädigung (Melchior und Rosenthal).

Niemand hat aber noch behauptet, daß sich am Aufbau des Granulationsgewebes irgendein anderes Gewebe außer dem Gefäßbindegewebe beteilige. Von wie großer funktioneller Bedeutung die akut-entzündlichen Reaktionen, eine reine Leistung des Gefäßbindegewebes, für den Organismus sind, ergibt sich schon aus der ärztlichen Regel Biers: „Verwandle die chronische Entzündung in eine akute und du wirst sie häufig heilen sehen." Gerade die lokale Überempfindlichkeit ist ein besonderer Schutz des Körpers und gewährleistet oft die Heilung durch die Heftigkeit der Entzündung. Im Tierversuch hat Rößle an der allergischen Peritonitis „ihre rasche Entstehung, heftigen Charakter und meist gutartigen Verlauf" festgestellt.

Wir sehen also aus alledem, daß bei lokalen Gewebsschädigungen der Gefäßbindegewebsapparat eine Breite und Reichhaltigkeit der Reaktionen zeigt wie kein anderes Gewebe und daß diese Reaktionen eine sehr mannigfache direkte Einwirkung auf das geschädigte Gewebe zeigen. Von keinem anderen spezifisch differenzierten Gewebe können wir auch nur annähernd ähnliches sagen.

Askanazy hat erst vor kurzem in einem sehr lesenswerten Aufsatz gezeigt, daß das Stroma aller Organe nicht nur als Stützsubstanz tätig ist, sondern daß ihm ganz allgemein die überaus wichtigen Funktionen der Säuberung, mechanischen und chemischen Reinigung des Gewebes, der Abfiltrierung von Fremdstoffen und der Schutzwirkung bis zur Immunisierung zukommen. Nur im Zentralnervensystem ist nach Askanazy mit der Organreinigung bis zur Entgiftung — neben der mesodermalen Adventialzelle — die ektodermale Gliazelle betraut — also ganz dieselbe Auffassung wie sie hier vertreten wird. Wir sehen aus allem, daß dem Gefäßbindegewebsapparat im Gegensatz zu allen andern Gewebsarten ganz besondere Funktionen, die ihren höchsten Ausdruck in der entzündlichen Reaktion finden, zufallen.

Das kann verschiedene Ursachen haben. Das Mesenchym könnte entsprechend seinem Charakter als Füll-, Stütz- und Verdauungsgewebe diese Funktion der Beseitigung geschädigter Zellen und fremder Substanzen in besonderer Weise ausgebildet haben, unterstützt durch das Gefäßgewebe, dessen Tätigkeit ja stets in engster Abhängigkeit von der Gewebsfunktion steht. Für eine solche Auffassung kann die Tatsache angeführt werden, daß uns über entzündliche Vorgänge bei Embryonen der frühen Stadien so gar nichts bekannt ist. Entzündliche Vorgänge kennen wir beim menschlichen Embryo meines Wissens nicht vor dem 6. Schwangerschaftsmonat. Ausgeprägte Abszesse finden wir erst beim Säugling. Die Entzündungsfähigkeit des Mesenchyms und damit des Körpers hängt also von der Entwicklungsstufe des Organismus ab. Die typische Reaktionsfähigkeit des Mesenchyms muß demnach ebenso entwickelt werden wie jede andere Organfunktion.

Zweitens aber kann auch die Entzündungsfunktion des Gefäßbindegewebes auf dem sehr wenig differenzierten Charakter dieser Gewebsart beruhen, so daß in ihr keine Spezialfunktionen wie in den anderen Körperzellen ausgebildet sind. Für eine solche Auffassung spricht das Verhalten der Mesenchymzellen in der Gewebskultur, die stets am kräftigsten und schnellsten auswachsen, der Nachweis der indifferenten Rundzellen im Bindegewebe (Marchand), das Studium der funktionellen Struktur der Phagozyten, Eiter- und Wanderzellen (Klemensiewicz).

Daher sind im Gefäßbindegewebsapparat die allgemeinen Fähigkeiten der lebendigen Substanz noch kräftiger vorhanden, die infolgedessen die besonderen Aufgaben der Verdauung und Abwehr leichter und rascher zu übernehmen imstande sind. Wahrscheinlich dürfen wir beide Gesichtspunkte als richtig gelten lassen:

Die Entzündungsfunktion des Gefäßbindegewebsapparates ist einerseits eine besonders entwickelte Funktion, andererseits beruht sie auf dem Fehlen anderer Spezialfunktionen der Mesenchymzellen und dem stärkeren Hervortreten allgemeiner Zellfunktionen und -fähigkeiten.

Wie verhalten sich nun die anderen organspezifisch differenzierten Körperzellen bei einer lokalen Gewebsschädigung? Unsere Antwort lautet:

1. In jedem Organ anders! Das war der Grund, weshalb wir alle diese Reaktionen als nicht zum Wesen des Entzündungsvorganges gehörig aus dem Begriff fortlassen mußten.

2. Noch größer wird der Unterschied bei der funktionellen Betrachtung. Niemals sehen wir, daß die Reaktionen des organ-spezifisch differenzierten Parenchyms auch nur annähernd denen des Gefäßbindegewebsapparates an die Seite gestellt werden können. Aber nicht nur die Quantität, sondern auch die Qualität der Reaktionen ist eine ganz andere. Niemals treten diese Reaktionen in irgendeine deutliche direkte Beziehung zur einwirkenden Schädlichkeit oder zum geschädigten Gewebe. Nehmen wir zum Beispiel eine umschriebene Nekrose in der Nierenrinde. Niemals sehen wir in den umliegenden erhaltenen

Nierenepithelien irgendeine wesentliche Steigerung ihrer Lebenstätigkeit, wir haben nicht den leisesten Anhalt dafür, daß sie sich an der Verdauung, der Phagozytose, der Fortschaffung und Auflösung des nekrotischen Materials irgendwie beteiligen. Die organspezifisch differenzierten Parenchymzellen zeigen bei lokaler Gewebsschädigung immer und ausnahmslos nur die Zeichen der Degeneration und Regeneration, nichts weiter und wären sie allein da, so wäre noch niemand darauf gekommen, einen besonderen Entzündungsbegriff aufzustellen. Niemals zeigen sie auch im weiteren Verlauf der Entzündung Proliferationserscheinungen zur Beseitigung der Fremdstoffe, Schädlichkeiten oder des geschädigten Gewebes, nie sehen wir von ihrer Seite eine direkte Einwirkung auf diese Schädigungen, wie das gerade so deutlich und eindringlich am Gefäßbindegewebsapparat festzustellen ist. Das Nierenepithel zeigt nur mehr oder weniger schwere Schädigung, geht zugrunde oder verfällt langsamem Siechtum und Atrophie oder erholt sich unter günstigen Umständen und zeigt vielleicht auch noch Erscheinungen von Regeneration. Aber selbst wenn diese eintritt, so ist keine Rede davon, daß dieselbe irgendwie direkt auf die Schädlichkeit (Fremdkörper z. B.) oder das geschädigte Gewebe einwirkt. Die Regeneration der spezifischen Organzellen ist nicht eine Folge der lokalen Schädigung oder Schädlichkeit, sondern sie ist ganz allein Folge des Defektes des Gesamtorganismus, hat also mit der Entzündung und den entzündlichen Reaktionen gar nichts zu tun. Aber man könnte immer noch annehmen, daß doch auch das spezifische Organgewebe bei der Entzündung, bei der lokalen Gewebsschädigung mit einer erhöhten Lebenstätigkeit antworten würde und könnte. Daß diese Möglichkeit zuweilen vorliegen wird, wird niemand bestreiten können, aber das wird, möchte ich sagen, ganz von der Art und Stärke der einwirkenden Schädlichkeit (des Reizes), d. h. vom Zufall abhängen. Da aber diese Zellen nur auf eine ganz bestimmte, hochdifferenzierte Funktion eingestellt sind, so kann eine gesteigerte Lebenstätigkeit bei ihnen nur eine Steigerung dieser Funktion bedeuten, d. h. die Nierenzelle wird mehr Urin, die Leberzelle mehr Galle produzieren, die Muskelzellen werden häufiger und stärker zucken, die Ganglienzellen mehr Erregungsimpulse, vielleicht mehr Geist entwickeln usw. All das wird für den Ablauf der Entzündung, für die entzündlichen Reaktionen vollkommen gleichgültig sein, nie werden wir von solchen Funktionssteigerungen irgendeine nennenswerte direkte Einwirkung auf die einwirkende Schädlichkeit oder das geschädigte Gewebe erwarten können. Leistungsexzesse der hochdifferenzierten Organzellen bei der Entzündung sind also nicht undenkbar, aber weder sehr wahrscheinlich, noch gar erwiesen. Auf jeden Fall wären sie aber für die entzündlichen Vorgänge etwas ganz Nebensächliches. Die fast bei jeder Entzündung nebenhergehenden Erscheinungen am spezifischen Organparenchym gehören in keiner Weise zum Wesentlichen und Charakteristischen des Entzündungskomplexes. Sie sind etwas ganz Zufälliges, Nebenherlaufendes, das zudem immer nach den einfachen Gesetzen der Degeneration und Regeneration und in jedem Organ anders verläuft. Wir werden auf diese Frage später noch genauer eingehen.

Der dritte Weg, auf dem wir endlich zur Erkenntnis des Wesens der Entzündung kommen können, ist der einer Erforschung der vergleichenden Pathologie der Entzündung. Handelt es sich bei der Entzündung als einer Leistung des Organismus wirklich um eine Funktion des Gefäßbindegewebsapparates, so muß sich die Entwicklung dieser Funktion auch in der Tierreihe nachweisen lassen. Diesen Weg ist zuerst Metschnikoff und in neuester Zeit mit besonders großem Erfolg Rößle gegangen. Das Ergebnis dieser Erforschung der entzündlichen

Vorgänge von den niedersten Tieren bis zu den Wirbeltieren und dem Menschen ist klar und eindeutig. Echte, wenn auch noch sehr einfache, primitive Entzündungserscheinungen sehen wir zuerst bei den Schwämmen (Spongien, Zölenteraten) auftreten. Es sind das diejenigen Organismen, wo zuerst zwischen Ekto- und Entoderm, dem epithelialen Parenchym, ein Mesoderm auftritt. Hier werden nun Fremdkörper von Ansammlungen mesodermaler phagozytärer Wanderzellen und Fremdkörperriesenzellen umgeben (Metschnikoff). Bei den Ringelwürmern (Anneliden) beteiligen sich an der Fremdkörperreaktion zuerst die Zellen des perivizeralen Lymphraumes — Vorspiel der späteren Mobilisierung der Adventitialzellen und Fibroblasten bei der Entzündung der Wirbeltiere (Rößle). Neue Fremdkörperreaktionen treten in der nächsthöheren Organisationsstufe, bei den Würmern auf: bindegewebige Abkapselung und Narbenbildung (Metschnikoff). Bei den Schnecken und Muscheln sammeln sich nun auch Blutleukozyten um Wunden und Fremdkörper, bei Tintenfischen (Zephalopoden), Leukozyten und Adventitialzellen (Hermann und Canu), zugleich tritt hier zuerst eine Milz als blutreinigendes Organ auf. „Von den Fischen, Amphibien und Reptilien ab", schreibt Rößle, „wird nun endgültig das Blut mit seinen geformten und ungeformten Teilen in den Dienst des Bindegewebslebens und damit der entzündlichen Reaktionen gestellt". (Auch Antikörper können hier schon auftreten.) Auf den höheren Stufen des Tierreiches wird nicht nur die Anzahl der Entzündungswerkzeuge vermehrt, sondern es wird auch der Entzündungsvorgang vollkommener und verläuft viel rascher durch erhöhte Reizbarkeit des Gewebes, erhöhte Entzündungsbereitschaft. Es treten reflektorische Hyperämie, Stase, Emigration von Blutzellen und engere stoffliche Beziehungen zwischen Blut und Geweben auf — immer und ausnahmslos aber handelt es sich um rein mesodermale Funktionen! Ihre höchste Entwicklung finden diese entzündlichen Funktionen des Mesenchyms bei den höheren Wirbeltieren, insbesondere dem Menschen durch Ausbildung „einer immer bunteren Musterkarte mesodermaler Entzündungszellen" und höchste Sensibilisierung und Verfeinerung der mesodermalen Entzündungsfunktionen durch ihre Fesselung an das Nervensystem (Rößle). Schon Metschnikoff hatte die entzündlichen Reaktionen bei den Würmern auf eine Grundfunktion der lebendigen Substanz, nämlich die Verdauung zurückgeführt. In der Tat zeigt sich, daß alle entzündlichen Vorgänge in der Tierreihe auf eine Verarbeitung, Verdauung von Fremdstoffen, auf eine Reinigung des Bindegewebes, der Organe von Fremdstoffen hinauslaufen. Hierzu bedient sich der Körper nach Rößle einer immer steigenden Zahl verfeinerter Entzündungswerkzeuge, die von Anfang an sowohl zellig-fermentativer, wie flüssig-fermentativer Natur sind. Wie wir eine sekretorische und zelluläre Verdauung haben, so erfolgt die entzündliche Fremdstoffverdauung sowohl durch gelöste wie zelluläre Fermente: die Verdauung durch aktive Gewebsflüssigkeit, die Entleimung (Rößle), das Ödem, die Histiolyse, die flüssige Exsudation sind also ebenso wichtig wie die Emigration, Phagozytose und Zellproliferation.

Die Verflüssigung, Auflösung der Interzellulärsubstanzen, also wohl dasselbe was Rößle Entleimung nennt, sieht Geraudel (1922) als das wichtigste Phänomen des Entzündungsvorganges an, wodurch die Zellen frei werden und sich vermehren können. Saftwirkungen und zelluläre Reaktionen sind an der Entzündung in gleicher Weise beteiligt. Nur als Ausnahmen und Extreme kommen rein trockenzelluläre und rein flüssige, zellfreie Entzündungen vor.

Die in der Tierreihe fortschreitende Steigerung und Verfeinerung der Entzündungswerkzeuge erreicht ihren Höhepunkt in der Überempfindlichkeit,

Allergie. Auch schon die einfachste Form der Entzündung ist ja eine Reaktion des Körpers, des Mesoderms gegen Substanzen, die als gewebsfremd empfunden werden. Durch Blut und Nerven wird die Empfindlichkeit der Gewebe hierfür wesentlich gesteigert und wie die Reizbarkeit der lebendigen Substanz ihre höchste Ausbildung und Verfeinerung im Zentralnervensystem erfährt, so wird auch die Empfindlichkeit des Mesoderms auf Fremdstoffe stark gesteigert und verfeinert durch die enge Verknüpfung an die Regulationen des Gefäß- und Nervensystems. Zugleich hängt aber bei allen Organismen diese Empfindlichkeit von der chemisch-biologischen Gesamtkonstitution ab, wie schon das Auftreten der Antikörperbildung im Mesodern mit der höheren Organisation zeigt. Mit der höchsten Organisation wird auch in dieser Richtung die höchste Empfindlichkeit erreicht. So sehen wir denn, daß die Art und Heftigkeit der Entzündungsformen von Art und Rasse abhängen, ja besonders beim Menschen individuell verschieden sind. Auch die gesamte Konstitution spielt hier eine wichtige Rolle. Reagieren schon Gesunde auf Insektensticke durchaus nicht in gleicher Weise, so können wir z. B. bei Diabetikern zuweilen enorm gesteigerte Reaktionen hierauf sehen. Auf diesem Wege werden also die Entzündungsreaktionen des Mesoderms auch vom Zustand des Gesamtorganismus wesentlich beeinflußt und all das kommt in der großen Bedeutung der lokalen und allgemeinen Überempfindlichkeit für Entstehung und Ablauf der Entzündungen klar zum Ausdruck. Auer hat in interessanten Versuchen gezeigt, daß Xylol am normalen Kaninchenohr eine leichte Entzündung, bei dem gegen Pferdeserum sensibilisierten Tier dagegen schwerste Entzündung mit Gangrän hervorruft: Die spezifische Sensibilisierung hat also auch zu einer gesteigerten Empfindlichkeit gegen ein unspezifisches Gift geführt.

Aus allen diesen Beobachtungen über die vergleichende Pathologie der Entzündung aber zieht Rößle den für uns hier grundlegenden und meines Erachtens zwingenden Schluß: Entzündung ist eine krankhaft gesteigerte Funktion des Mesoderms und über die Pathogenese der menschlichen Entzündung sagt er wörtlich: ,,Wenn das Wesen sich allein aus ihren Leistungen erkennen läßt, so beruhen diese Leistungen zweifellos auf den Funktionen des gefäßführenden Bindegewebes, soweit dieses ein Verdauungsorgan ist". Interessant ist der weitere Nachweis Rößles, daß das entzündungsfähige Mesenchym auch die Quelle der Antikörperbildung und Anaphylaxie ist und bei Hautinfektionen z. B. (Ergebnisse Blochs bei Mikrosporie) ,,Aussicht auf Heilung nur besteht, wenn das ,,Entzündungsorgan"-Bindegewebe stark beteiligt wird".

Auch für die Antikörperbildung, diesen so wichtigen allgemeinen Abwehrvorgang, kennen wir also bis heute mit Sicherheit keine andere Quellen als das Mesoderm. Tiscornia fand spezifische Antikörper gegen Typhus in den Leukozyten. Sauerbruch zeigt an Parabioseversuchen, daß alle Abwehrvorgänge gegen anorganische Fremdkörper, Bakterien, Stoffwechselgifte und Zellzerfallsprodukte an das mesenchymale Gewebe, an eine Funktionssteigerung und Vermehrung der mesenchymalen Zellen geknüpft sind. (Weitere Beispiele wurden schon bei der funktionellen Analyse der Entzündungsvorgänge gebracht, s. oben.)

Damit dürfte unserer Beweisführung der Schlußstein eingefügt sein: auch die vergleichende Pathologie der Entzündung beweist eindeutig, daß alle wesentlichen Entzündungsvorgänge ausschließlich Reaktionen des Gefäßbindegewebsapparates sind.

Trotzdem die Sachlage erklärt erscheinen könnte, stößt der hier dargelegte Begriff der Entzündung immer noch auf entschiedenen Widerspruch. Auf der letzten Pathologentagung in Göttingen 1923 hatte ich Gelegenheit, in der Diskussion zu den Referaten über Entzündung die hier begründete Anschauung kurz zu vertreten. Ihr sind mehrere Einwände gemacht worden, die deshalb hier noch zu erörtern sind. Lubarsch sagte: ,,Die Auffassung, daß nur mesenchymale Zellen die Fähigkeit zur Wanderung, Phagozytose und Speicherung besitzen, ist nicht haltbar und damit fällt auch die Berechtigung, die entzündlichen Reaktionen auf die mesenchymalen Gewebe zu beschränken. Es ist kein Zweifel und kann leicht nachgewiesen werden, daß die Fähigkeit zur Wanderung, Abrundung, Speicherung, Aufsaugung, Phagozytose allen Zellen zukommt, sobald sie im Jugendstadium sind, d. h. also allen Zellen, auch alter Individuen, sobald sie in Neubildung begriffen sind — deswegen sind vielleicht die einzigen Zellen, die phagozytäre Eigenschaften nicht besitzen, die Ganglienzellen und Knochenkörperchen. Ich habe dies seit langem scharf betont und verwerfe deswegen die Bezeichnung ,,Freßzellen", weil sie den Anschein erweckt, als würde dadurch eine besondere Zellart bezeichnet, während die Freßfähigkeit (und alles, was damit zusammenhängt) nur ein besonderer, vorübergehender Zustand ist, der fast allen Zellen zukommen kann. Daraus folgt von selbst, daß, wenn man im Anschluß an Metschnikoff der Phagozytose eine so große Bedeutung bei der Entzündung beimißt, man sie nicht auf die Abkömmlinge des Mesenchyms beschränken kann."

Ich habe mit Absicht die Einwände von Lubarsch wörtlich angeführt, um sie voll zur Geltung kommen zu lassen. Müssen wir sie als richtig anerkennen?

Zunächst einmal ist weder in unseren Ausführungen, noch in der Festlegung des Entzündungsbegriffes gesagt worden, ,,daß nur mesenchymale Zellen die Fähigkeit zur Wanderung, Phagozytose und Speicherung besitzen". Aber selbst, wenn diese Fähigkeit grundsätzlich allen Zellen zukäme, so käme es noch sehr darauf an, in welchem Grade und auch in welchem Umfange sie von dieser Fähigkeit Gebrauch machen. Bemerkenswert ist aber schon, daß Lubarsch die Fähigkeit zur ,,Wanderung, Abrundung, Speicherung, Aufsaugung und Phagozytose" nur allen Zellen im Jugendstadium zuerkennt. Und damit kommen wir auf den springenden Punkt. Es ist ganz selbstverständlich, daß die Zellfunktionen des Mesoderms, die bei den entzündlichen Reaktionen in Tätigkeit treten, letzten Endes ihre Wurzel und Grundlage in einer allgemeinen Grundeigenschaft aller lebendigen Substanz haben müssen. Schon das einzellige Wesen zeigt die Fähigkeit der Phagozytose und Verdauung. Aber bei der weiteren Entwicklung der Organismen und bei der fortschreitenden Differenzierung werden eben diese Grundfunktionen der lebendigen Substanz in den verschiedenen Organen des Körpers in ganz verschiedener Weise weiterentwickelt. Es ist keinerlei Beweis gegen die spezifische Stellung, Funktion und Aufgabe des Nervensystems, daß die Reizleitung letzten Endes ebenfalls eine Grundfunktion jeder lebendigen Substanz ist. Diese Reizleitung ist eben im Nervensystem, und nur in ihm, zu einer besonders feinen, differenzierten und leistungsfähigen Ausbildung gekommen. Ganz ebenso liegt es bei der Entzündungsfunktion des Mesoderms. Langsam und mit einfachen Mitteln bei den niedersten Organismen beginnend, wird diese Funktion durch immer fortschreitende Verfeinerung und zunehmende Zahl der Entzündungswerkzeuge bis zur höchsten Stufe entwickelt und vervollkommnet. Wir sahen bereits, daß jede Reaktion eines Gewebes von seiner spezifischen Struktur und Differenzierung bestimmt und nur von ihr abhängig ist. Das bedeutet nicht, wie es die Beweisführung von Lubarsch verlangen würde, daß in den hochdifferenzierten

Organzellen die Grundeigenschaften der lebendigen Substanz völlig vernichtet und aufgehoben sind. Sie sind noch vorhanden, aber rudimentär und sehr wenig leistungsfähig. Sie sind zugunsten einer anderen hochentwickelten Funktion völlig zurückgedrängt. Natürlicherweise werden aber diese Grundfunktionen bei den jugendlichen, d. h. noch nicht differenzierten Zellen der spezifischen Organparenchyme aus demselben Grunde deutlicher und reichlicher nachzuweisen sein.

Es versteht sich von selbst, daß unter besonderen Verhältnissen sich Reste dieser allgemeinen Zellfunktionen auch an hochdifferenzierten Organzellen zeigen werden, aber natürlich nur im relativ undifferenzierten, jugendlichen Stadium. So zeigt die quergestreifte Muskelfaser, wenn die kontraktile Substanz geschädigt oder gestört wird, reaktive Wucherungen der kernhaltigen Sarkoplasmareste, Riesenzellbildung, die zur Resorption der zerstörten Teile (wachsartige Degeneration) oder zur Aufnahme von Fremdkörpern (Landois) führt. Es ist wohl kein Zufall, daß solche rudimentäre Fähigkeiten sich gerade an Derivaten des Mesoderms nachweisen lassen, aber sie sind grundsätzlich auch bei anderen Organzellen — nach Zerstörung der spezifischen Struktur — vorauszusetzen. Für die entzündlichen Reaktionen kommt ihnen eine nennenswerte Bedeutung nicht zu. Selbst an den Ganglienzellen sind bei der Entzündung progressive Veränderungen, ,,Verjüngung" und Vermehrung beschrieben worden, die aber später wieder der Rückbildung verfallen (M. Friedmann). Irgendeine Bedeutung dieser Zellreaktionen für die Beseitigung der Gewebsschädigung ist nicht bekannt, auch bei dem Ausgang in Zerfall und Rückbildung nicht wahrscheinlich. Es wäre durchaus denkbar, daß sich unter besonderen Verhältnissen noch stärkere Beteiligungen solcher jugendlichen, verjüngten Organzellen an der Gewebsreinigungsfunktion nachweisen ließen, als es bisher tatsächlich der Fall ist, denn wir nehmen mit Roux an, daß jede Zelle in Kern oder Protoplasma noch einen Rest wirklicher embryonaler Substanz enthält. Aber auch dann, wenn dieser Nachweis zu führen sein sollte — er ist bisher noch nicht erbracht — könnte das unseren grundsätzlichen Standpunkt nicht ändern. Denn nicht das bestimmt das Wesen des Entzündungsvorganges, was einmal gelegentlich unter besonderen seltenen Umständen dabei auftreten kann, sondern das, was als das Regelmäßige und Charakteristische, als das Gemeinsame sich aus der Vielgestaltigkeit der Erscheinungen herausschälen läßt. Wir dürfen bei der Festlegung des Begriffes nicht über einzelnen Immersionsbefunden die große Linie, das Ganze der Erscheinungen aus dem Auge verlieren.

Trifft aber eine Schädigung ein Organ, so haben wir es — und das ist ein weiterer durchschlagender Gesichtspunkt gegenüber den Ausführungen von Lubarsch — eben nicht mit jugendlichen und undifferenzierten Parenchymzellen zu tun, sondern mit hochentwickelten und voll ausdifferenzierten Zellen. Diese zeigen denn auch tatsächlich im Gegensatz zu den mesodermalen Gebilden keinerlei irgendwie erhebliche Reaktionen im Sinne der typischen entzündlichen Vorgänge.

Wenn Bier zusammenfassend schreibt, daß ,,der entzündete Teil allgemeine Zellfunktionen außerordentlich steigert", so können wir uns dem anschließen, da zu einer solchen Steigerung der allgemeinen Zellfunktionen im hochdifferenzierten Organismus eben nur mehr das Mesenchym fähig ist. Niemand kann behaupten, daß z. B. das hochdifferenzierte Nierenepithel bei einer lokalen Nierenschädigung irgendwie erheblich oder auch nur in erkennbarem Maße an der Beseitigung der Schädlichkeit, an der Fortschaffung, Verdauung und Resorption der Gewebstrümmer durch Wanderung, Speicherung, Aufsaugung oder

Phagozytose beteiligt wäre. Selbst wenn es im Anschluß an derartige Schädigungen zu einem Differenzierungsverlust, zum „Embryonalwerden" solcher organspezifischen Parenchymzellen und zu stärkerer Regeneration kommt, so ist keine Rede davon, daß diese Zellen sich nunmehr an der Beseitigung der Schädigung, an der Fortschaffung der Trümmer irgendwie wesentlich beteiligen. Sie zeigen auch dann weder durch die Reichhaltigkeit ihrer Vermehrung, noch durch ihre Wachstumsrichtung jemals irgendwelche direkten Beziehungen zu der geschädigten Stelle oder irgendwelche direkten Einwirkungen auf die Gewebsschädigung selbst. Alle Vorgänge am spezifischen Parenchym verlaufen einfach nach den Gesetzen der Degeneration, verlaufen daher an jedem Organ anders und haben mit den typischen Reaktionen der Entzündung nichts zu tun.

Aber da nach dem Gesagten diese entzündlichen Reaktionen geknüpft sind an die Art und Höhe der Differenzierung des reagierenden Gewebes, so soll hier durchaus betont werden, daß eben jugendliche, undifferenzierte Gewebe sicherlich auch noch Spuren der Grundeigenschaften von Verdauung und Phagozytose aufweisen können. Es folgt das aus unserer Begründung von selbst. Nur gehören derartige rudimentäre Vorgänge nicht zum Wesen der entzündlichen Reaktion, sind für Verlauf und Ausgang der entzündlichen Vorgänge gleichgültig und nebensächlich und können und müssen deshalb von uns, wenn wir das Wesen der Entzündung klar erkennen wollen, vernachlässigt werden.

Warum sehen wir denn sonst immer wieder, daß Fremdstoffe, da wo wir ihr Schicksal gut verfolgen können (Karmin, Kohle u. a.) ausschließlich in den mesenchymalen Zellen, besonders dem retikuloendothelialen Apparat, niemals in den spezifischen Organzellen gespeichert werden (Ciminata 1922, Migay und Petroff 1923). Hätte die Phagozytose durch spezifische Organzellen irgendeine nennenswerte Bedeutung für die Gewebsreinigung, so müßte solche Phagozytose doch öfter nachzuweisen sein. Ich glaube aber, auch Lubarsch wird nicht behaupten wollen, daß der „Wanderung, Speicherung und Phagozytose" der organspezifisch hochdifferenzierten Organzellen irgendein auch nur nennenswerter Teil der Einwirkung der Entzündungsvorgänge auf die Schädlichkeit und das geschädigte Gewebe beizumessen ist. Darauf aber kommt es an: Höchste Ausbildung der Entzündungsfunktionen an dem mesodermalen Gewebe, vollständige Verkümmerung, ja zum großen Teil völliger Verlust dieser Fähigkeiten am spezifischen Parenchym.

Gerade wenn man also, wie Aschoff es will, die funktionelle Betrachtung in den Vordergrund stellt, muß man eine wesentliche Beteiligung der Parenchymzellen an den charakteristischen Entzündungsvorgängen völlig ablehnen und die parenchymatöse und alterative Entzündung fallen lassen.

Aschoff dagegen hat (ebenfalls in der Diskussion auf der Pathologentagung in Göttingen) folgenden Einwand erhoben: „Die funktionelle Betrachtung zwingt zu der Frage, kann auch die Parenchymzelle an der Defension teilnehmen. Untersuchungen von Dr. Gil y Gil zeigen eindeutig, daß die Nierenepithelien gegen steigende Dosen von Giften (Arsen, Sublimat) mehr oder weniger weit immunisiert werden können. Das spricht für Teilnahme des Parenchyms an der defensiven Reaktion".

Die Untersuchungen von Gil y Gil sind mir noch nicht näher bekannt, aber so viel läßt sich schon aus dieser kurzen Angabe sagen, daß — die Tatsache als richtig vorausgesetzt — für die Beteiligung des Parenchyms an der entzündlichen Reaktion damit nichts bewiesen ist, auch nicht mit der früher von Aschoff angeführten Urannephritis. Anpassungsfähigkeit ist eine Grundeigenschaft aller lebendigen Substanz und auch diese Grundeigenschaft verliert zwar bei spezifischer Zelldifferenzierung an Kraft und Vielseitigkeit, aber sie bleibt besonders gegen bestimmte Einwirkungen erhalten. Arsen und Sublimat aber sind gerade Gifte, die direkt an der Nierenzelle — viel mehr als an anderen Zellen — angreifen, die also offenbar in das spezifische Protoplasmagefüge dieser Zelle eingreifen. Es ist selbstverständlich, daß auch die Nierenzelle wie jede andere spezifische Körperzelle gegen schädigende Einwirkungen unter günstigen Umständen eine stärkere Widerstandskraft erlangen kann. Dabei kann man aber nicht von Immunisierung sprechen, es werden keine Immunkörper, Antikörper gebildet, sondern es handelt sich um ganz denselben Vorgang wie bei der Arsenfestigkeit von Trypanosomenstämmen u. ä. Mit dem Wesen der entzündlichen Reaktion hat diese Erscheinung nichts zu tun. Wir haben alle Veranlassung die Quelle der Immunkörperbildung in den mesenchymalen Geweben zu suchen, und falls überhaupt noch andere Zellen des Körpers sich daran beteiligen sollten, dürfte diese Beteiligung besonders der hochdifferenzierten spezifischen Organzellen sehr gering, wahrscheinlich gar nicht vorhanden sein. Vor allem aber gehört der ganze Vorgang gar nicht in das Gebiet der Entzündung, denn er stellt eine **Allgemeinreaktion** des Körpers dar. Wollten wir annehmen — für unmöglich halte ich das nicht, obwohl alle bisherigen Untersuchungen das Gegenteil ergaben (Levaditi und Banu, Topley u. a.) — daß auch die Zellen des Entzündungsherdes selbst reichlicher Antikörper bilden, so dürften auch hier im Entzündungsgebiet nur die Zellen gesteigerter Vitalität, d. h. die Gefäßbindegewebszellen als Produzenten dieser Antikörper in Betracht kommen. Zum Wesen und Charakteristischen des Entzündungsvorganges würde aber auch diese lokale Antikörperproduktion nicht gehören, da ganz sicher zahlreiche und ganz typische Entzündungen, z. B. die Fremdkörperentzündungen ohne solche spezifische Antikörperbildung verlaufen. Da ist die Fermentbildung und Verdauung viel typischer und charakteristischer für den Entzündungsprozeß. Die organdifferenzierte Parenchymzelle des Entzündungsgebietes wird sich aber an dem einen so wenig beteiligen wie an dem anderen, sie ist durch ihre hohe und feine Differenzierung von der primären Gewebsschädigung so schwer betroffen, daß eine gesteigerte Lebenstätigkeit an ihr überhaupt nicht nachzuweisen oder anzunehmen ist. Sie zeigt vielmehr alle Zeichen degenerativer Erkrankung und geht nur zu oft zugrunde oder verfällt dem Siechtum (Atrophie). Erholt sie sich nach längerer Zeit ganz, so zeigt sie weder in Tätigkeit noch im Wachstum direkte Einwirkungen auf den Entzündungsherd und folgt nunmehr ganz allein den Gesetzen der Regeneration. Und Regeneration gehört wieder nicht notwendig zur Entzündung.

Wenn Aschoff schreibt, selbst wenn man die erste Phase der Vorgänge an der Sublimatniere (trübe Schwellung) rein passiv, degenerativ auffasse, so könnten doch in einer späteren Phase aktive Vorgänge am Epithel nicht angezweifelt werden, so zeigt das nur die Verwirrung der Fragestellung durch die rein teleologische Betrachtung. Gewiß sind in den späteren Stadien aktive Vorgänge am Epithel zu erkennen, weil eben an jeden Epithelverlust sich unter günstigen Bedingungen Regeneration anschließt. Aber das hat gar nichts mit den wesentlichen Entzündungsreaktionen zu tun und es ist klar, daß nach der Aschoffschen Definition auch jeder Unterschied zwischen Entzündung und Regeneration fortfällt. Gerade darin liegt aber der Vorteil klarer biologischer Begriffe, daß wir mit ihrer Hilfe wesensverschiedene Vorgänge auch da, wo sie gemeinsam und zu gleicher Zeit auftreten, auseinander halten können. Zudem läßt sich leicht an den Tatsachen zeigen, daß der Begriff der „reparativen parenchymatösen Nephritis" von Aschoff ein Widerspruch in sich selbst ist, so lange wir wenigstens die Natur selbst als maßgebend anerkennen. Wir wissen nämlich gerade von der Niere, daß es bei Schädigungen, ja bei Nekrosen des hochdifferenzierten Epithels der Tubili contorti gerade dann zu guter Regeneration nach Aschoff kommt, wenn das Stroma ganz intakt und unbeschädigt blieb (Thorel, Ribbert), wenn also keinerlei entzündliche Reaktionen mit der Schädigung einhergehen. Also gerade dann, wenn keine -itis auftritt, gute Reparation! Tritt aber wirklich eine Entzündung hinzu, so ist es sofort mit der Regeneration des differenzierten Epithels vorbei, hier wie in anderen Organen, und nur eine für die spezifische Organfunktion unbrauchbare, ja schädliche Narbe ist das Resultat. Also für das spezifische Parenchym heißt es entweder Reparation oder Entzündung. Beides zusammen, eine reparative parenchymatöse Nephritis, in dem Sinne, daß sogar die Entzündung die Reparation des Parenchyms fördere, gibt es nicht. Damit allein sollten solche Deduktionen schon erledigt sein.

Man hat vielfach — voran Virchow — in der trüben Schwellung der Parenchymzellen im Entzündungsherd einen Beweis für die gesteigerte Lebenstätigkeit dieser Zellen erblicken wollen. Darin liegt zunächst einmal eine Überschätzung der anatomischen Methode. Gewiß kann auch eine solche Schwellung bei gesteigerter Funktion der Zellen auftreten — aber ob diese vorliegt oder eine passive degenerative Aufquellung, können wir eben aus dem mikroskopischen Bilde nicht erschließen.

Dibbelt hat bessere Beweise dafür beibringen wollen. Er fand bei experimentellen Septikämien erhöhte Speicherungsfähigkeit der Nierenepithelien und schloß daraus auf erhöhte Zellfunktion. Richtiger scheinen mir schon die Schlüsse von Davidman und Dolley zu sein, die bei der trüben Schwellung Exzitations- und Depressionsstadien unterscheiden, also sowohl gesteigerte wie geschädigte Funktion.

Nehmen wir aber einmal auch die Deutung Dibbelts als richtig an. Die gesteigerte Funktion einer Nierenzelle kann nur — das ist ein unabänderliches Gesetz der spezifischen Zelldifferenzierung — in vermehrter Sekretion von Urin bestehen. Gewiß ist das je nach Art und Stärke des einwirkenden entzündlichen „Reizes" einmal möglich, ich möchte sagen zufälligerweise, aber mit der entzündlichen Reaktion hat das gar nichts zu tun, auf Ablauf und Ausgang der Entzündung auf das geschädigte Gewebe kann das keinen Einfluß haben.

Nun hat man immer wieder das Verhalten des Epithels der Haut und Schleimhäute bei entzündlichen Prozessen, insbesondere bei der katarrhalischen Entzündung, als Beweis dafür angeführt, daß das Epithel an der entzündlichen Reaktion beteiligt und daher der Begriff der alterativen und parenchymatösen Entzündung voll berechtigt sei. Zunächst einmal haben wir dagegen einzuwenden, daß zwischen Oberflächenepithel und Parenchym der hochdifferenzierten Organe, der Niere z. B. ein gewaltiger Untserschied in der Höhe der Differenzierung besteht. Selbst wenn also das Oberflächenepithel eine engere Beziehung zu den entzündlichen Reaktionen oder gar eine Beteiligung an dem selben aufweisen sollte, wäre damit für die Berechtigung des Begriffes der paren chymatösen Entzündung noch nichts bewiesen. Der Epithelbegriff stiftet ja überhaupt mehr Schaden als Nutzen und auch hier ist die begriffliche Gleichstellung aller Epithelien trotz größter Wesensverschiedenheit völlig zu verwerfen. Sehen wir uns nun aber das Verhalten der Oberflächenepithelien in den verschiedenen Organen bei entzündlichen Prozessen genauer an. Der Grad der Differenzierung, die Kompliziertheit in Struktur und Funktion ist nicht zu vergleichen mit einer Nierenepithel-, Leber- oder Ganglienzelle. Jede Reaktion ist aber von der Struktur der lebendigen Zelle abhängig und dadurch bestimmt — das ist ja die Grundlage der ganzen hier angegebenen Auseinandersetzung. Deshalb ist für uns Art und Höhe der Differenzierung von so grundlegender Bedeutung. Sodann ist von irgendeiner aktiven Beteiligung des Oberflächenepithels an den akut entzündlichen Vorgängen keine Rede; nur Schädigung, Quellung, Abstoßung, d. h. Epithelienverluste sind nachzuweisen. Anders beim chronisch entzündlichen Prozeß: hier stellt sich Vermehrung des Epithels, zuweilen starke Neubildung mit immer wieder erneuter Desquamation ein. Bedeutet das eine aktive Beteiligung des Oberflächenepithels an der Entzündung?

Zunächst liegt in keinem Falle bei der Vermehrung des Oberflächenepithels eine Einwirkung dieser Zellwucherung auf das geschädigte Gewebe im Sinne einer Gewebsreinigung, Resorption von Fremdstoffen usw. oder gar eine Einwirkung auf die Schädlichkeit selbst vor. Gerade die rein funktionelle Auffassung der Entzündung, wie sie Aschoff erstrebt, muß also die Beteiligung auch des Oberflächenepithels an der Entzündung ablehnen. Niemals sehen wir eine direkte Beziehung dieser Epithelwucherung zur Gewebsschädigung. Wie bei jeder Regeneration zeigt das wuchernde Epithel stets nur die Neigung, den Defekt auszukleiden, zu überwachsen, auch unter die Nekrosen wächst es, Buchten kleidet es aus usw. Niemals sieht man irgendetwas anderes als rein regenerative Vorgänge.

Ich kann mich daher Marchand nicht anschließen, wenn er schreibt: „Geht die Epithelwucherung regellos in die Tiefe, wie beim chronischen Lupus, so dient sie nicht zur Regeneration." Wozu die Wucherung hier dient, ist eine Frage, die wir bei einem solchen Einzelvorgang ganz sicher nicht objektiv beantworten können. Auch beim chronischen Lupus wird aber die Atypie und Regellosigkeit der Epithelwucherung nur vorgetäuscht durch die ungeheuer komplizierte, teils vernarbende, teils wieder aufbrechende Granulationsfläche, die nun Jahr für Jahr das regenerierende Epithel zu überkleiden versucht. Ich sehe nichts, was dieser einfachen Auffassung der Epithelbilder beim Lupus widerspräche oder sich nicht hinreichend damit erklären ließe. Nun kommt es aber in einzelnen Fällen beim chronischen Lupus auch zur blastomatösen Epithelwucherung, zum echten Tumor, Karzinom. Ich habe an anderer Stelle auseinandergesetzt [1]), daß gerade die pathologisch gestörten und immer wiederholten Regenerationen eine der wichtigsten Quellen der Krebsbildung darstellen. So ist es auch hier beim Lupus. Die Epithelwucherungen sind rein regenerativer Art, eine eigentlich entzündliche Epithelwucherung — analog der entzündlichen Bindegewebs- oder Gefäßwucherung — gibt es nicht. Auch die reichliche Desquamation des Alveolarepithels der Lunge bei Entzündungen ist nichts weiter wie Schädigung und Ersatzbildung, kein aktiver Vorgang wie entzündliche Bindegewebs- oder Gefäßwucherung. Das geht schon daraus hervor, daß wir diese reichliche Epitheldesquamation in der gleichen Weise auch in der Stauungslunge finden. Auch die Phagozytose von Kohle und Bakterien durch das Alveolarepithel möchte ich als einen passiven Vorgang auffassen, irgendein Schutz des Körpers durch diese Phagozytose, eine Beseitigung von Bakterien oder Kohle dadurch ist nie erwiesen worden und alles spricht dagegen. Auch in der Phagozytose dieser Epithelien können wir günstigsten Falles nur ein verkümmertes

---

[1]) Frankf. Zeitschr. f. Pathologie. Bd. 27. S. 102. 1922.

und ziemlich bedeutungsloses Rudiment jener allgemeinen Eigenschaft der lebendigen Substanz erblicken.

Wie wenig aber das Epithel selbst an den aktiven Reaktionen, an den Leistungssteigerungen des Entzündungsgewebes beteiligt ist, geht am besten daraus hervor, daß diese regenerative Epithelwucherung durch den entzündlichen Prozeß nicht gefördert, im Gegenteil stark geschädigt wird. Erst wenn die entzündlichen Erscheinungen zurückgehen, erst wenn das gewucherte Gefäß- und Bindegewebe, das Granulationsgewebe sich zurückgebildet, erst dann kommt die Epithelwucherung voll in Gang und kann den ganzen Defekt überkleiden. Vorher wird das Epithel nicht nur durch die verursachende Schädlichkeit, sondern durch die Entzündungsreaktionen selbst immer wieder geschädigt, abgestoßen und muß von neuem suchen, die Lücke zu schließen.

Da wo aber, wie an Lunge, Magen und Darm das Oberflächenepithel schon eine höhere Differenzierung aufweist, ist der Verlust dieser Differenzierung und die Rückkehr zu jugendlicher, undifferenzierter Zellform (Ribbert nannte es Rückschlag) bei diesen Zellwucherungen bemerkenswert. Eine Steigerung ihrer spezifischen Zellfunktion ist damit schon von vornherein ausgeschlossen, nur niedrigere, allgemeinere Zellfunktionen können in Betracht kommen, aber auch sie betätigen sich nicht im Sinne der typischen Entzündungsfunktion des Mesoderms, sondern ausschließlich im Sinne der niedrigsten Epithelfunktion, der Überkleidung des Defekts. Je länger aber der entzündliche Prozeß in der Submukosa bestand, um so schlechter wird auch die Regeneration des Epithels und insbesondere der Schleimhautdrüsen, um so weniger leistungsfähig wird die Schleimhautnarbe.

Daß etwa der immer wiederholten Abstoßung des Epithels beim Katarrh die Bedeutung einer Abwehrfunktion — Neutralisierung der Schädlichkeit — zukäme, müssen wir aus dem schon erörterten Grunde ablehnen, da der Tod der Zelle eben nicht als eine Reaktion, sondern nur als Schädigung aufgefaßt werden kann.

Trotz alledem können zuweilen auch spezifische Epithelfunktionen bei der Entzündung gesteigert werden. Es kann sich dies an der Haut in vermehrtem Schweiß, an der Schleimhaut in stark vermehrter Schleimbildung zeigen. Daß vermehrte Schweißbildung bei der akuten Hautentzündung auftreten kann (z. B. durch Nesselquallen [Marchand]) ist nachgewiesen. Da es bei der Entzündung zu einer starken Erregung der lokalen nervösen Reflexmechanismen kommt, so ist es klar, daß diese nervöse Erregung auch einmal eine reflektorische Schweißabsonderung hervorrufen kann. Aber von einer Regel- und Gesetzmäßigkeit ist keine Rede. Niemand wird annehmen, daß z. B. bei einem Panaritium die Schweißvermehrung wesentliches zur Beseitigung von Fremdstoffen, Gewebstrümmern usw. beiträgt. Es ist ein rein zufälliges Zusammentreffen, daß die entzündungserregende Schädlichkeit auch einmal zugleich als Reiz auf die Schweißdrüsen durch reflektorische Erregung der Sekretionsnerven einwirkte.

Wichtiger schon ist die Vermehrung der Schleimproduktion bei Schleimhautentzündungen. Sie wird von vielen als eine lokale Abwehrreaktion des Körpers aufgefaßt (z. B. Crookshank) und könnte so, obwohl eine Leistung des Epithels, besonders der Schleimdrüsen, den entzündlichen Reaktionen selbst zugezählt werden. Aber zunächst sehen wir, daß zahlreiche Entzündungen der Schleimhäute, z. B. die pseudomembranösen, viele eitrige, der Typhus, die Tuberkulose u. a. ohne jede Steigerung der Schleimproduktion einhergehen — also ein wesentlicher Teil der Entzündungsreaktionen ist die pathologische Schleimsekretion für die Schleimhäute nicht. Sodann will unsere Definition des Entzündungsbegriffes durchaus nicht sagen, daß eine lokale Gewebsschädigung nicht auch andere Reaktionen im Organismus als die des Gefäßstützgewebsapparates auslösen könne. Sehr häufig, bei jeder Infektion z. B. löst diese Schädigung ja auch allgemeine Abwehrreaktionen hervor, die wir aber, weil sie nicht wesentlich für den Entzündungsvorgang und nicht regelmäßig bei ihm auftreten, von der Entzündung selbst abtrennen (s. oben). Ebenso kann natürlich eine lokale Gewebsschädigung, je nach Art und Stärke des schädigenden Faktors, zugleich als „Reiz" auf irgendwelche Organe oder Organsysteme einwirken. Wenn ich eine Stichwunde erhalte, so wird dadurch die ganze Reihe der Entzündungsreaktionen in Gang gesetzt; niemand wird aber zur Entzündung rechnen, daß auf denselben Stich eine heftige Abwehr gegen den Angreifer erfolgte, obwohl auch das im wahrsten Sinn eine Abwehr darstellt.

Es ist selbstverständlich, daß auch unter den entzündungserregenden Schädlichkeiten Reize vorkommen, die überhaupt eine Erregung, einen Reizzustand aller betroffenen und noch funktionsfähigen Gewebsbestandteile erzeugen. All das zur Entzündung zählen heißt eben, auf die Analyse des Begriffes, auf die Erkenntnis der für die Entzündung allein wesentlichen Reaktionen verzichten. Ebenso kann durch einen Entzündungsreiz zu gleicher Zeit einmal verstärkte Schleimsekretion oder verstärkte Tätigkeit irgendeines Organs ausgelöst werden, je nach der Art des einwirkenden Reizes, ohne daß das aber etwas für den Entzündungsvorgang selbst wesentliches oder charakteristisches wäre. Daher treten solche Reaktionen bei der einen Entzündung auf, bei der andern nicht (ebenso wie die Abwehr bei jedem Stich verschieden sein kann) gehören also nicht zu den Entzündungsreaktionen selbst, sondern sind im Gegensatz zu den Entzündungsreaktionen in erster Linie Effekte der einwirkenden Reizqualität. Für die pathologische Schleimproduktion muß zudem noch bemerkt werden, daß sie zum Teil auch nur das Ergebnis fortgesetzter Schädigung des stets neu regenerierten Epithels ist, das unter Verschleimung zugrunde geht.

Die ganze Verwirrung stammt aber nur aus dem teleologischen Begriff der „Defensio". Jeder besondere Entzündungsbegriff wird zerstört, jede Abgrenzung wird unmöglich, wenn man mit Aschoff eine Reaktion des Körpers dann zur Entzündung rechnet, wenn ihr „defensiver" Charakter anzunehmen ist. Die von Aschoff eingeführten, rein teleologischen Begriffe der defensio, repugnatio usw. dürften überhaupt als biologische Begriffe für die Pathologie ebenso unbrauchbar wie für die Verständigung über die Grundbegriffe unserer Wissenschaft ungeeignet zu sein.

Ich gehe in der Ablehnung jedes Werturteils, jeder Beurteilung eines funktionellen und pathologischen Lebensvorganges nicht so weit wie Ricker und muß mich im wesentlichen dem Standpunkt von Marchand, Lubarsch, Groß hierin anschließen — aber das Teleologische zur Grundlage unserer Krankheitsbegriffe zu machen, zerstört geradezu die Objektivität der Forschung. Hier scheint mir der Krieg verwirrend gewirkt zu haben, obwohl doch auch im Krieg das Urteil über den Charakter einer Aktion stark subjektiv gefärbt war. So weiß das deutsche Volk, daß die deutsche Kriegserklärung eine Defensio war, aber die Ehrenmänner der Entente fassen sie — einzelne vielleicht sogar mit Überzeugung — auch heute noch als Herausforderung und Angriff auf.

Was die Entente „Reparation" nennt, nennen wir Kriegsentschädigung und Erpressung. Ich würde dann auch statt Toxinwirkung „Sanktion" sagen. Alle solche Vergleiche sind abzulehnen und erschweren unsere Erkenntnis um so mehr, wenn sie, wie von Aschoff als Beweise gebraucht werden. Das ist schon von Jores dargelegt worden. Mit Recht hat auch Lubarsch ausgeführt, daß es sich auch nicht empfiehlt, die Entzündungen nach dem erreichten oder erreichbaren Erfolge einzuteilen. Wir können die Grundbegriffe der Pathologie nicht auf solch rein subjektive Bewertungen der pathologischen Vorgänge aufbauen, sonst werden diese Begriffe naturwissenschaftlich wertlos. Und darum müssen Defensio und Repugnatio aus dem Entzündungsbegriff verschwinden und sie werden auch verschwinden.

Wir dürfen nach alledem feststellen, daß die gegebene Begriffsbestimmung der Entzündung auch einer tiefergreifenden und scharfen Kritik standhält: Entzündung ist die lokale Reaktion des Gefäßbindegewebsapparates auf lokale Gewebsschädigungen.

Auch alle eigentlich regenerativen Prozesse dürfen wir mit voller Absicht aus dem Entzündungsbegriff streichen. Sie gehören nicht zu den eigentlichen und typischen Entzündungsreaktionen. Sie sind einfach die Folge des durch die Entzündung bzw. die entzündungserregende Schädlichkeit gesetzten Defektes und verlaufen nach denselben Gesetzen wie jede andere Regeneration. Selbst für die Bindegewebs- und Gefäßwucherung läßt sich meist gut die Grenze zwischen entzündlicher und regenerativer Wucherung feststellen.

Es versteht sich von selbst, daß wir alle Vorgänge im Organismus, bei denen diese, von uns als wesentlich erkannten Merkmale der entzündlichen Reaktionen vorliegen, auch zur Entzündung rechnen. Für den Kliniker, besonders den Chirurgen, ist eigentlich immer Entzündung = Infektion und daher stammt die Abneigung, nichtinfektiöse Vorgänge als echt entzündliche anzuerkennen. Jores hat bereits darauf hingewiesen, wie unhaltbar es ist, wenn Aschoff die Reaktion des Körpers auf anämische Infarkte und Thromben nicht zur Entzündung rechnen will, weil der Körper sich gegen Zerfallsprodukte eigener Zellen und Gerinnungsbildungen eigener Körpersäfte „nicht zu verteidigen habe"! Konsequent durchgeführt heißt das, daß blande Gewebsnekrosen, daß Pankreassaft für das Gewebe und den Körper überall unschädlich sind! Denn der Körper hat sich doch gegen jede Schädigung „zu verteidigen". Aschoff selbst kann aber seinen Standpunkt nicht durchführen, denn für den Gichtknoten gibt er schon den entzündlichen Charakter der Reaktion zu, ohne diese „Ausnahme" von seinen Regeln irgendwie begründen zu können. Nein, es kann kein Zweifel sein, daß die Reaktionen auf Schädigung durch eigene Körpersäfte, durch Zerfallsprodukte eigener Zellen ebenso zur Entzündung gehören wie die Reaktionen auf jede andere lokale Gewebsschädigung. Ebenso muß ich mich völlig dem Standpunkt Rößles anschließen, wenn er die Resorption aufgelöster Spermatozoen in der Uteruswand (autolytische Zerfallsprodukte, Sobotta) oder die Resorption zerfallener, aufgelöster Larvenorgane bei den Metamorphosen und Morphollaxien von Insekten und Amphibien (Kiemenapparat der Kaulquappen, Maurer, Kiemenkorb von Clavellina, Schaxel u. a.; s. bei Rößle) zu den entzündlichen Vorgängen rechnet. Die Nomenklatur dieser physiologischen Vorgänge ist dabei ganz gleichgültig, es handelt sich um Reaktionen, die alle wesentlichen Merkmale der Entzündung tragen und daher zu ihr zu rechnen sind. Kein echt pathologischer Vorgang ist von den physiologischen in scharfer Grenze zu trennen, und das gilt in vollem Umfange auch für die Entzündung. Niemand hat bisher daran gedacht, die Atrophie der Keimdrüsen im Alter, des Thymus in der Pubertät, der Knochen im Senium nicht Atrophie, die Blutung im Ovarialfollikel oder der menstruierenden Schleimhaut nicht Blutung, die Nekrose des Nabelschnurrestes nach der Geburt nicht Nekrose zu nennen, nur weil alle diese Vorgänge physiologische sind. Es gibt wohl keinen pathologischen Prozeß, der nicht vollwertige physiologische Analoga besitzt. Das liegt im Wesen der Lebensvorgänge begründet und es ist einfach nicht einzusehen, warum die Entzündung da eine Ausnahme machen sollte. Zur Entzündung rechnen wir nur diejenigen Reaktionen, die die wesentlichen Merkmale des Entzündungsbegriffes tragen, nur diese, aber diese auch ohne jede Ausnahme. Alle teleologischen Betrachtungen werden diesen naturwissenschaftlich allein richtigen und allein zulässigen Standpunkt nicht beeinflussen können.

Wir könnten noch weitere Wege suchen, um die hier gegebene Begriffsbestimmung der Entzündung zu stützen und zu sichern, wie z. B. durch Analyse der für den Entzündungsvorgang typischen Einzelerscheinungen, Merkmale — aber ich glaube, die hier gegebene „dreifache Sicherung" des Begriffs genügt. Derselbe scheint mir an Klarheit, Folgerichtigkeit und guter Abgrenzung gegen die Nachbargebiete allen Forderungen zu genügen, die man überhaupt an einen biologischen Begriff stellen kann.

Um jeder Anforderung und Kritik zu genügen sagen wir: **Die Entzündung ist die Summe aller lokalen Reaktionen des Gefäß- und Stützgewebsapparates auf lokale Gewebsschädigungen.** Diese Reaktionen beruhen auf einer primären verdauenden Fähigkeit der Stützsubstanzen insbesondere des Mesenchyms und führen zu einer direkten Einwirkung auf die Gewebsschädigung und vielfach die Gewebsschädlichkeit, sie führen zur Reinigung des Gewebes von allen Fremdstoffen.

Einige Einzelheiten der Fassung unserer Definition des Entzündungsbegriffes seien noch kurz begründet. Wir gebrauchen weder den Ausdruck Gefäßbindegewebe noch den Ausdruck Mesoderm oder Mesenchym, weil, wie wir sahen, auch der ektodermalen Glia die gleichen Funktionen zukommen, und nicht die Keimblattabstammung, sondern die Gewebsdifferenzierung ausschlaggebend ist. Ich ziehe es auch vor, von den Reaktionen des Gefäßstützgewebsapparates zu sprechen, um damit den komplexen Charakter dieser Reaktionen und ihre Verknüpfung durch die lokalen nervösen Reflexmechanismen gleichzeitig zum Ausdruck zu bringen.

Literatur.

Abramow, Virch. Arch. Bd. 232. S. 1. 1921. Aschoff, Ziegl. Beitr. Bd. 68. S. 1. 1921; Bd. 71, S. 19. 1922; Münch. med. Wochenschr. S. 655. 1922; Berl. klin. Wochenschr. S. 51. 1917; Dtsch. med. Wochenschr. S. 1417. 1909; S. 201. 1910; Nr. 43. 1917; Verhandl. d. dtsch. pathol. Ges. 17. Tgg. 1914; Krankheit und Krieg, Eine akademische Rede. Freiburg i. Br. 1915; Veröffentl. a. d. Gebiet d. Milit.-Sanitätswesens H. 65. Berlin 1917. Askanazy, Münch. med. Wochenschr. Nr. 34/35. 1923. Auer, Journ. of exp. med. Bd. 32. S. 427. 1920. Bergel, Münch. med. Wochenschr. S. 572. 1916. Bier, Münch. med. Wochenschr. S. 163. 1921; Berl. klin. Wochenschr. S. 229. 1917. Borst, Ziegl. Beitr. Bd. 63. S. 753. Breslauer, Berl. klin. Wochenschr. S. 1075. 1918; Dtsch. Zeitschr. f. Chir. Bd. 150. S. 50; Zentralbl. f. Chir. 1919. Ciminata, Policlinico, sez. med. Bd. 29. S. 319. 1922. Crookshank, Brit. med. journ. Nr. 3121. S. 627. 1920. Davidmann u. Dolley, Journ. of med. research. Bd. 42. S. 515. 1921. Demmer, Wiener klin. Wochenschr. Nr. 3. 1920. Dibbelt, Arb. pathol. Inst. Tübingen. Bd. 9. Dietrich, Münch. med. Wochenschr. S. 1071. 19 1. Dold, Dtsch. Arch. f. klin. Med. Bd. 117. S. 206; Mitteil. a. d. Grenzgeb. Bd. 29. H. 1. Ebbecke, Pflügers Arch. Bd. 169. S. 1; Verhandl. dtsch. pathol. Ges. 19. Tgg. Göttingen 1923. Eden, Zeitschr. f. Chir. Bd. 170. S. 209. 1922. Foot, Journ. of exp. med. Bd. 34. S. 625. 1921. Foster u. Whipple, Americ. journ. of physiol. Bd. 58. S. 407. 1922. Friedmann, Arch. f. Psychiatr. Bd. 19. S. 24. Fröhlich, Münch. med. Wochenschr. S. 792. 1914. Fürst, Ziegl. Beitr. Bd. 24. S. 415. 1908. Gaisboeck, Dtsch. Arch. f. klin. Med. Bd. 121. v. Gaza, Verhandl. dtsch. pathol. Ges. 19. Tagg. Göttingen 1923. Gerlach, ebenda. Géraudel, Cpt. rend. des séances de la soc. de biol. Bd. 87. S. 1276. 1922. Gessler, Klin. Wochenschr. S. 1155. 1923; Arch. f. exp. Pathol. u. Pharmakol. Bd. 91. S. 366.

1921; Bd. 92. S. 273. 1922. Gräfi, Zentralbl. f. Pathol. Bd. 33. S. 238. 1922; Münchn. med. Wochenschr. S. 1721. 1922; Dtsch. Arch. f. klin. Med. Bd. 125. 1918. Groll, Ziegl. Beitr. Bd. 70. S. 20. 1922; Münchn. med. Wochenschr. S. 869. 1921; Verhandl. dtsch. pathol. Ges. 18. Tgg. Jena 1921; 19. Tgg. Göttingen 1923. Gross, Dtsch. med. Wochenschr. Nr. 8. 1923. Hering, Münch. med. Wochenschr. S. 998. 1922. Herxheimer, Ziegl. Beitr. Bd. 65. S. 1. 1919; Verhandl. pathol. Ges. 19. Tgg. Göttingen 1923. Herzog, Münch. med. Wochenschr. S. 1300. 1922; Ziegl. Beitr. Bd. 61. S. 379. Heubner, W., Klin. Wochenschr. S. 1349. 1922. Hofmann, P., Arch. f. Hyg. Bd. 91. S. 231. 1922. Hüper, Frankf. Zeitschr. f. Pathol. Bd. 29. H. 1/2. 1923. Jores, Frankf. Zeitschr. f. Pathol. Bd. 23. H. 3. 1920. Kafka, Münch. med. Wochenschr. S. 844. 1914. Karsner u. Swanbeck, Journ. of med. res. Bd. 42. S. 91. 1920. Kauffmann u. Winkel, Klin. Wochenschr. S. 12. 1922. Klemensiewicz, Ziegl. Beitr. Bd. 32. S. 400; Die Entzündung. Jena 1908. Klinkert, Berl. klin. Wochenschr. S. 373. 1921; Klin. Wochenschr. S. 680. 1922. Kok, Zeitschr. f. d. ges. exp. Med. Bd. 14. S. 220. 1921. Kreibich, Die angioneurotische Entzündung. Wien 1905. Krogh, Journ. of physiol. Bd. 55. S. 412. 1921. Krompecher, Virch. Arch. 238. 1922. Kuczynski, Virch Arch. Bd. 234. S. 300. 1921. Landerer, Die Gewebsspannung in ihrem Einfluß auf die Blut- und Lymphbewegung. Leipzig 1884. Landois, Arb. Pathol. Inst. Tübingen. Bd. 9. 1914. Lawrow u. Rubinstein, Russ. physiol. Journ. Bd. 3. 1921. Levaditi u. Banu, Presse méd. S. 735. 1920. Lewis u. Webster, Journ. of exp. med. Bd. 34. Nr. 4. Okt. 1921. Lippmann u. Brückner, Zeitschr. f. exp. Pathol. u. Therap. Bd. 19. H. 2. 1918; 31. Kongr. f. inn. Med. 1914. Lippmann u. Plesch, Dtsch. Arch. f. klin. Med. Bd. 118. S. 283. 1915; Dtsch. med. Wochenschr. S. 1396. 1913. Loeb, Chemische Entwicklungserregung des tierischen Eies. S. 10. 1909. Löhlein, Die Naturwissenschaften. Jg. 9. S. 830. 1921. Löhr, Zeitschr. f. exp. Med. 27. Bd. 1922. Lubarsch, Virch. Arch. Bd. 235. S. 186. 1921; Berl. klin. Wochenschr. S. 1126. 1917; Verhandl. dtsch. pathol. Ges. 19. Tgg. Göttingen 1923. Mallory, Principles of Pathol. Histology. 1914. Marchand, Dtsch. med. Wochenschr. Bd. 1197. 1921 und S. 1242. 1922; Arch. f. Entw.-Mech. Bd. 51. S. 256. 1922; Virch. Arch. Bd. 234. S. 245. 1921. Bd. 237. S. 303. 1922; Ziegl. Beitr. Bd. 69. S. 1. 1921. Marcora, Haematologica, Arch. Ital. di Ematol. e Sierol. Bd. 2. S. 323. 1921. Melchior u. Rosenthal, Berl. klin. Wochenschr. S. 293. 1920. Migay u. Petroff, Arch. f. mikroskop. Anat. Bd. 97. 1923. Müller, E. F., Münch. med. Wochenschr. S. 1168. 1923. Müller, Fr., Naturforsch.-Ges. in Basel. Bd. 13. H. 2. S. 323. Naegeli, Zentralbl. f. Chir. Nr. 22. 1919. Nägelsbach, Dtsch. Zeitschr. f. Chir. Bd. 160. S. 207. 1920. Neumann, Ziegl. Beitr. Bd. 5. S. 64. 1889; Bd. 64. S. 1. 1917. Noetzel, Fortschr. d. Med. Bd. 16. 1898. Pappenheim-Rosenow, Zentralbl. f. Pathol. S. 498. 1914. Popielski, Arch. f. d. ges. Physiol. Bd. 128. S. 191. 1909. Ranke, Münch. med. Wochenschr. S. 289. 1923. Ribbert, Dtsch. med. Wochenschr. Nr. 46. 1909 und 1910; Die Bedeutung der Entzündung. Bonn 1905; Zweckmäßigkeit in der Pathologie. Bonn 1906; Das Wesen der Krankheit. Bonn 1909; Krieg und Krankheit, Rektoratsrede. Bonn 1916. Ricker, Virch. Arch. Bd. 237. S. 281. 1922. Ricker u. Regendanz, Virch. Arch. Bd. 231. S. 1. 1921. Rio-Hortega u. Asua, Arch. de cardiol. y hematol. Bd. 2. S. 161. 1921. Rischpler, Ziegl. Beitr. Bd. 28. S. 541. 1900. Rosenthal, Zeitschr. f. Immunitätsforsch. Bd. 31. H. 4/5. 1921. Röder, Wien. klin. Wochenschr. S. 651. 1922. Rößle, Jahreskurse f. ärztl. Fortbildung. Januarheft. 1918; Zentralbl. 1923. Roessle, Schmidt-Festschrift zu Bd. 33 d. Zentralbl. f. Pathol. S. 364. 1923. Verhandl. dtsch. pathol. Ges. 17. Tgg. München. Roux, Arch. f. Entw., Mech. Bd. 46. S. 485. 1920. Sauerbruch, Münch. med. Wochenschr. Nr. 27. 1923. Seiffert, Münch. med. Wochenschr. S. 1437. 1920. Siegmund, Verhandl. dtsch. pathol. Ges. 19 Tgg. Göttingen 1923. Sklawunos, ebenda. Süpfle, Zentralbl. f. Bakteriol. Abt. I. Bd. 89. S. 112. 1922 und Münch. med. Wochenschr. S. 920. 1922. Schade, Neukirch u. Halpert, Zeitschr. f. d. ges. exp. Med. Bd. 24. S. 11. 1921. Schade, Zeitschr. f. d. ges. exp. Med. Bd. 7. S. 235. 1919; Verhandl. dtsch. pathol. Ges. 19. Tgg. Göttingen 1923. Schiller, Zeitschr. f. Immunitätsforsch. Bd. 23. 1915. Schröder, Monatsschr. f. Psychiatr. u. Neurol. Bd. 43. S. 146. 1918; Ziegl. Beitr. Bd. 71. S. 1. 1922. Spieß, Münch. med. Wochenschr. Nr. 8. 1906; Klin. Wochenschr. S. 128. 1923. Tiscornia, Rif. med. Jg. 37. Nr. 9. S. 196. 1921. Thoma, Lehrbuch d. pathol. Anatomie. Virch. Arch. 238. H. 3. 1922. Topley, Proc. of the roy. soc. of med. London. Bd. 13. Nr. 9; sect. of pathology, S. 144. 1920. Torraca, Haematologica, Bd. 1. H. 2. S. 156. 1920. Uhlenhuth, Arch. f. Entw.-Mech. Bd. 46. S. 149. 1920. Veit, B., Ziegl. Beitr. Bd. 68. S. 425. 1921, Vörner, Arch. f. Dermatol. u. Syphilis. Bd. 132. 1921. Waldstein, Wien. med. Wochenschr. Nr. 36 u 37. S. 1741. 1919. Weigert, Anatomische Beiträge zur Lehre von den Pocken. Breslau 1874 u. 1875. Weil, Dtsch. med. Wochenschr. S. 33. 1912. Wiethold, Frankf. Zeitschr. f. Pathol. 26. 1921. 2. Wolf, E. P., Journ. of exp. med. Bd. 34. S. 375. 1921. Woodcock, Journ. of the roy. army med. corps. Bd. 37. Nr. 56, 1921. Wooley, Zentralbl. f. Pathol. Bd. 26. S. 217. 1915. Zieler, Arch. f. Dermatol. Bd. 85.

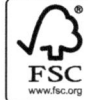

If you have any concerns about our products,
you can contact us on
**ProductSafety@springernature.com**

In case Publisher is established outside the EU,
the EU authorized representative is:
**Springer Nature Customer Service Center GmbH
Europaplatz 3, 69115 Heidelberg, Germany**

Printed by Libri Plureos GmbH
in Hamburg, Germany